歙县卫生健康委员会　组织编写

歙县

中医志

SHEXIAN ZHONGYI ZHI

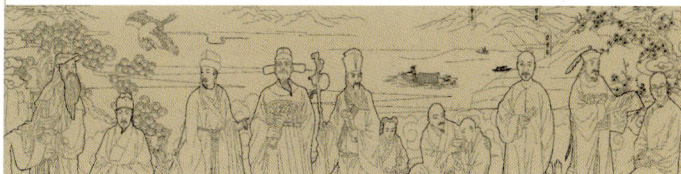

主　编　黄孝周

时代出版传媒股份有限公司
安徽科学技术出版社

图书在版编目（CIP）数据

歙县中医志 / 黄孝周主编. --合肥：安徽科学技术出
版社，2024.9. -- ISBN 978-7-5337-9043-1

Ⅰ. R-092

中国国家版本馆 CIP 数据核字 2024Y6X469 号

SHEXIAN ZHONGYI ZHI

歙 县 中 医 志　　　　　　　　　　　　　　　主编　黄孝周

出 版 人：王筱文　　　选题策划：王　宜　　　责任编辑：王　宜
责任校对：张　枫　　　责任印制：梁东兵　　　装帧设计：王　艳
出版发行：安徽科学技术出版社　　　　　http://www.ahstp.net
　　　　　（合肥市政务文化新区翡翠路 1118 号出版传媒广场，邮编：230071）
　　　　　电话：(0551)63533330
印　　制：安徽联众印刷有限公司　　　电话：(0551)65661327
（如发现印装质量问题，影响阅读，请与印刷厂商联系调换）

开本：710×1010　1/16　　印张：15.5　插页：8　　字数：400 千
版次：2024 年 9 月第 1 版　　印次：2024 年 9 月第 1 次印刷

ISBN 978-7-5337-9043-1　　　　　　　　　　　　定价：128.00 元

吾歙医，源远流长，杏林奇葩。

忆往昔，丰功伟绩，享誉华夏。

看今朝，机遇挑战，使命重大。

望未来，任重道远，再创辉煌！

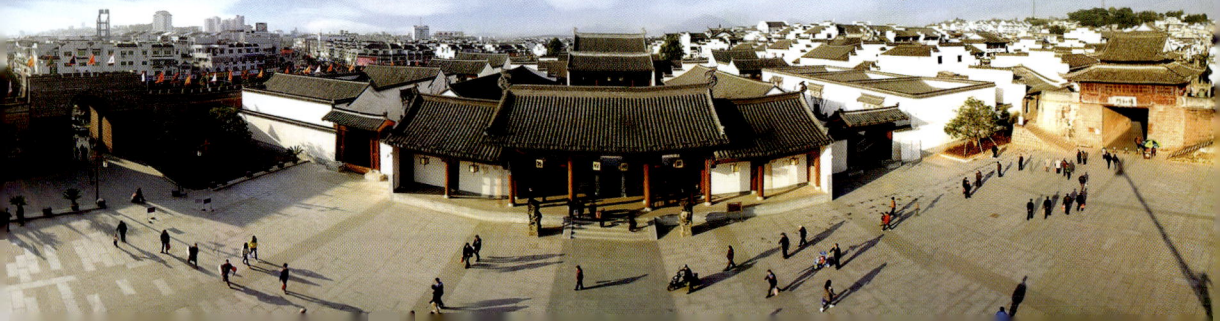

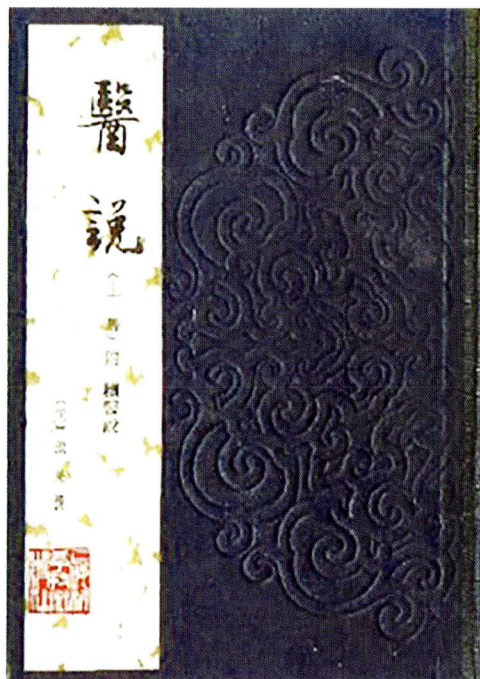

宋代歙县医家张杲于宋淳熙十六年(1189)著成《医说》十卷,为我国现存最早的医史传记。

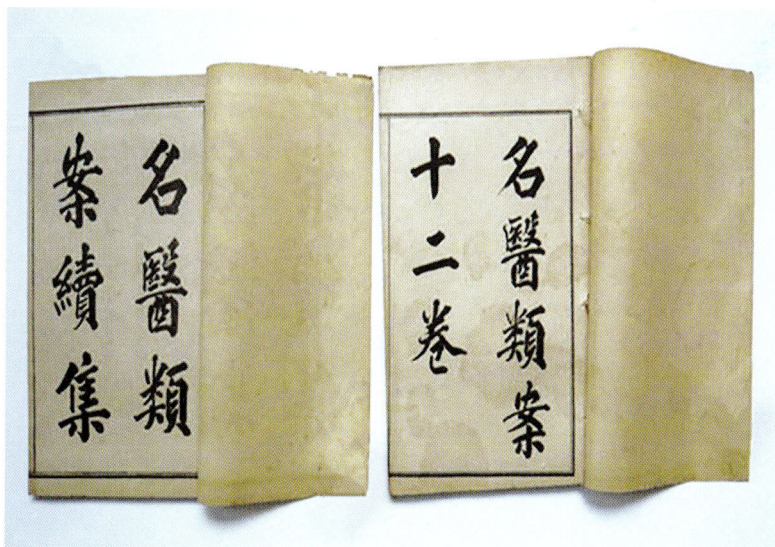

明代歙县医家江瓘于明嘉靖二十八年(1549)草撰《名医类案》,但未最终完成全部定稿,由其子江应宿整理增补,于1591年问世,是我国第一部研究前朝历代医案的专著。

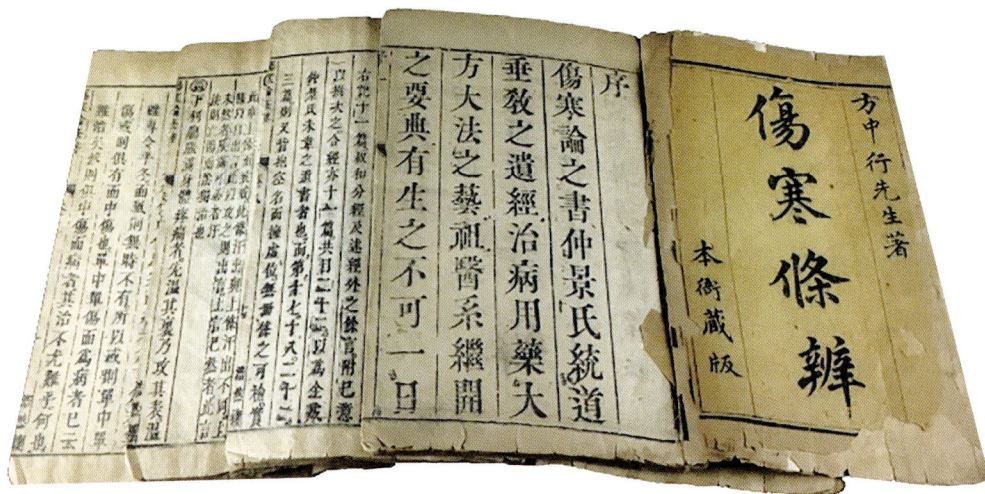

明代歙县医家方有执于明万历二十七年(1589)著成《伤寒论条辨》,开《伤寒论》错简派之先河,揭开伤寒学派内部争鸣的序幕。

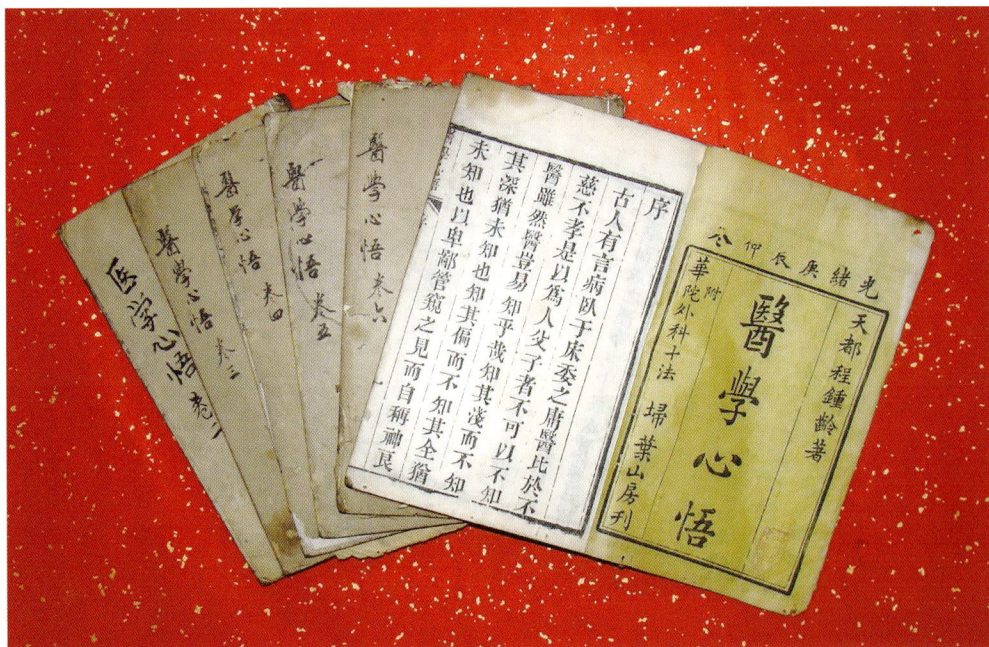

清代歙县医家程钟龄著《医学心悟》(初刊于1732年),将辨证方法概括为"八纲辨证",将施治方法总结为"医门八法",成为其后中医辨证立法的重要依据,为中医辨证论治理论体系做出了重大贡献。

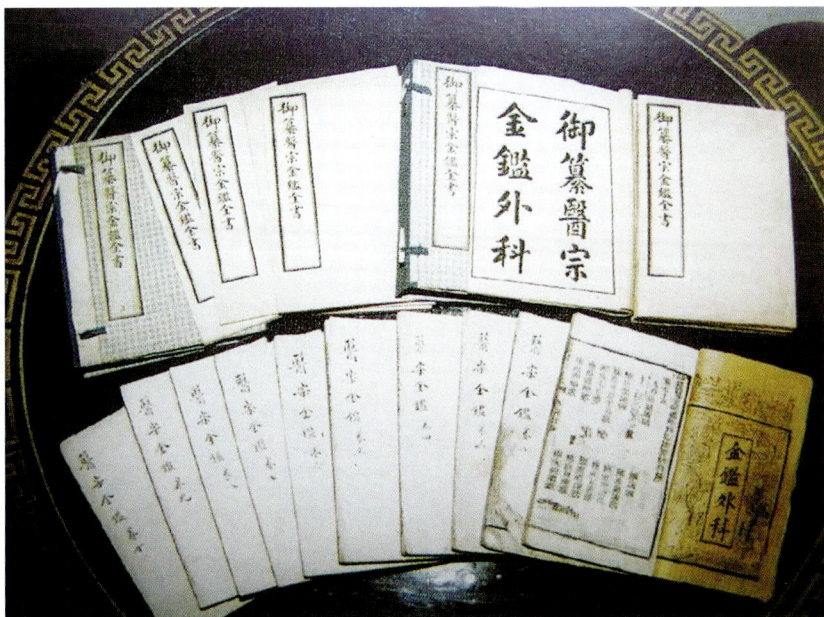

清代歙县医家吴谦奉乾隆帝之命任总撰,于乾隆七年(1742)编成了大型医学全书《医宗金鉴》。

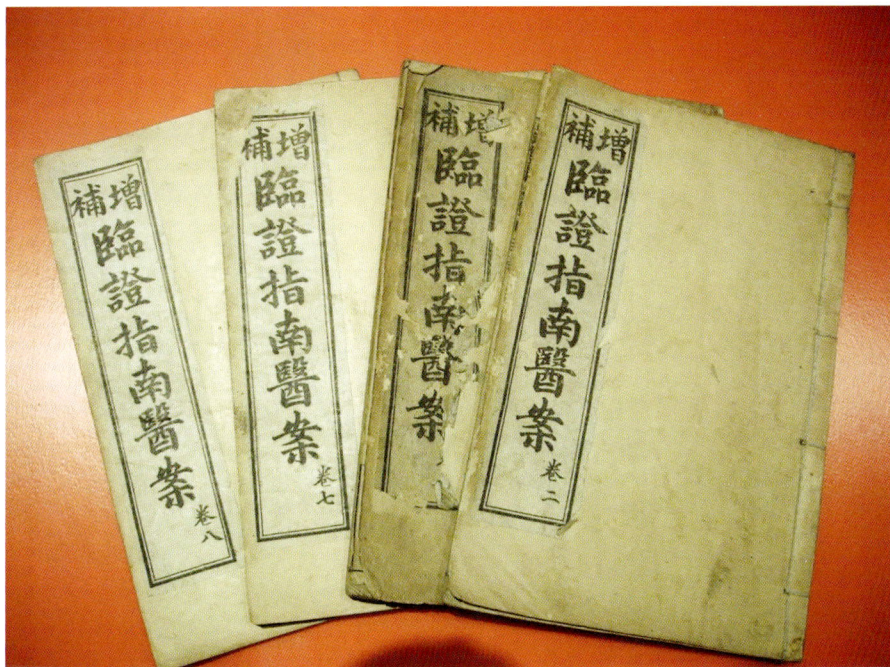

"清代第一医家"叶天士著《临证指南医案》(刊于 1768 年),为中医临床必读之书。

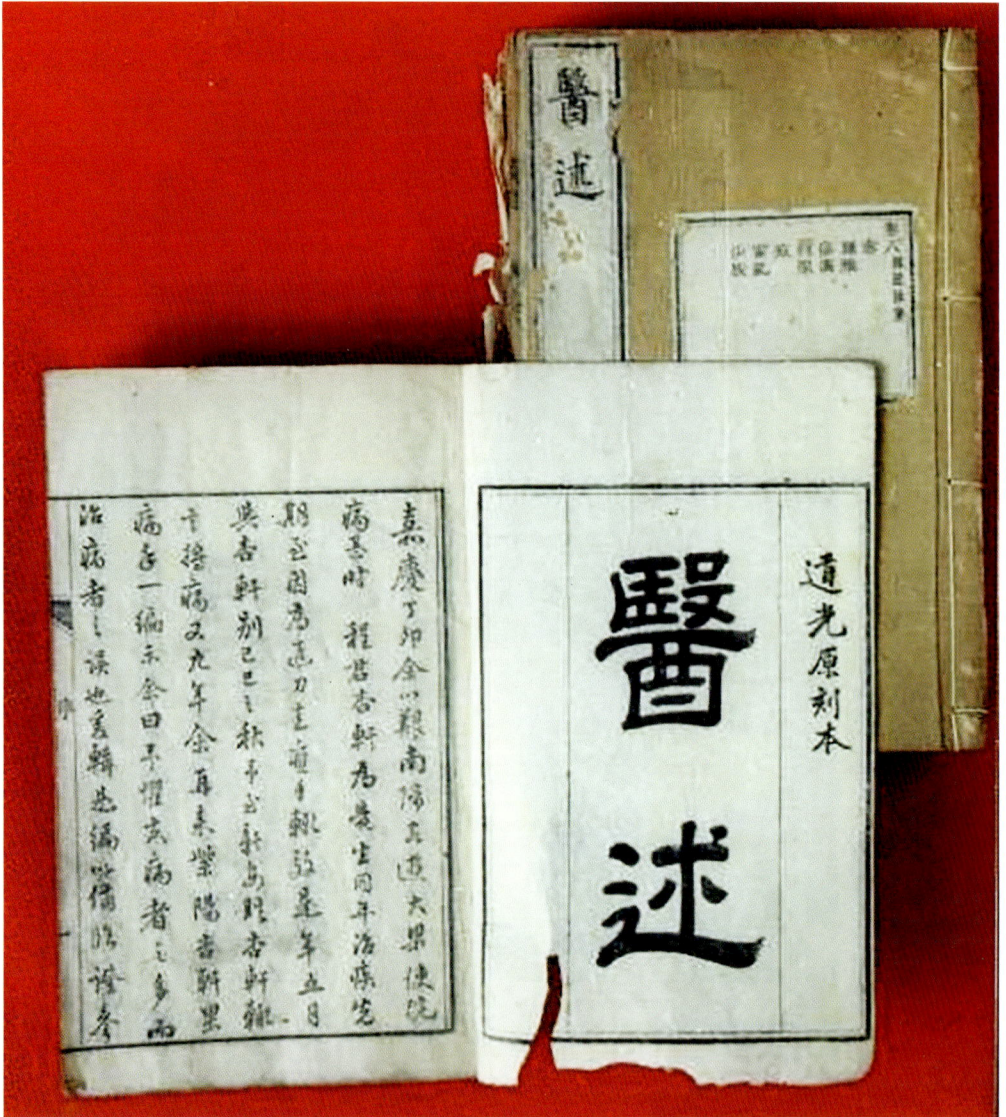

清代歙县医家程文圃，自乾隆五十七年(1792)至道光六年(1826)，历时 34 年撰成 65 万字、16 卷的类书巨作《医述》，初刻于 1833 年，之后多次再刊。

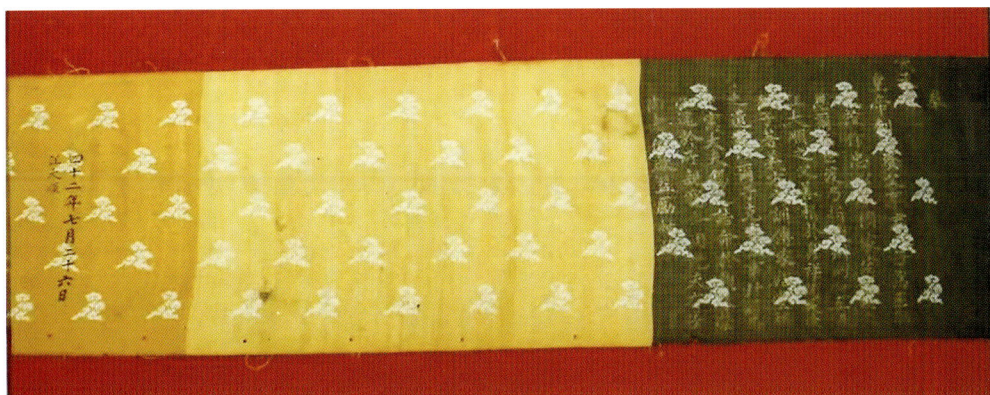

　　清代歙县医家汪大顺治愈皇太后之顽疾,乾隆赐予其捐职州同加五级,上图为乾隆御赐之圣旨。

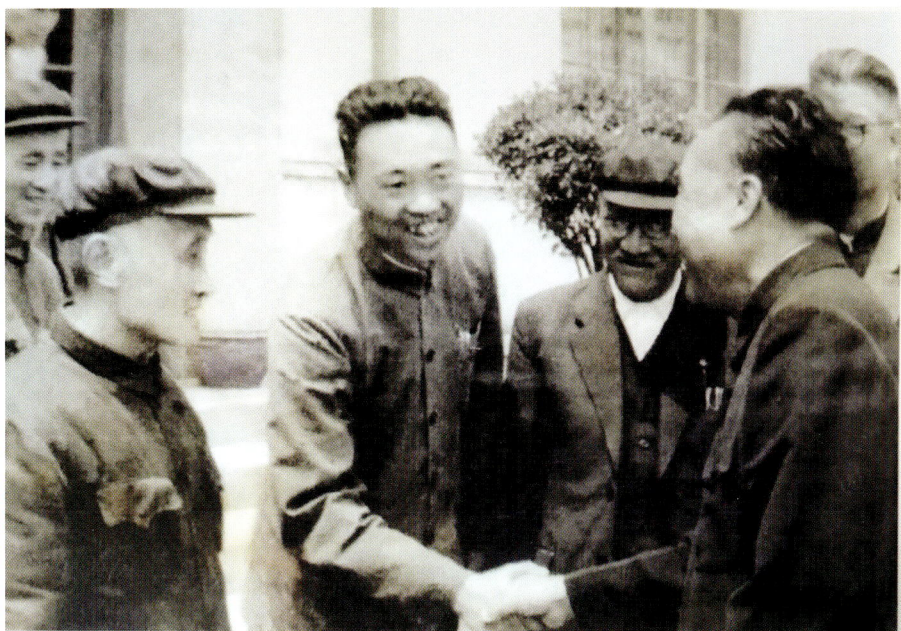

　　近现代歙县医家王任之曾应邀为叶剑英、聂荣臻、邓颖超、李先念、薄一波、蔡畅、陆定一、万里等党和国家领导人以及邓小平、刘伯承、杨尚昆、谭震林、王任重等中央领导同志的亲属看诊治病。上图为1958年时任中华人民共和国副主席朱德来皖视察与王任之同志握手。

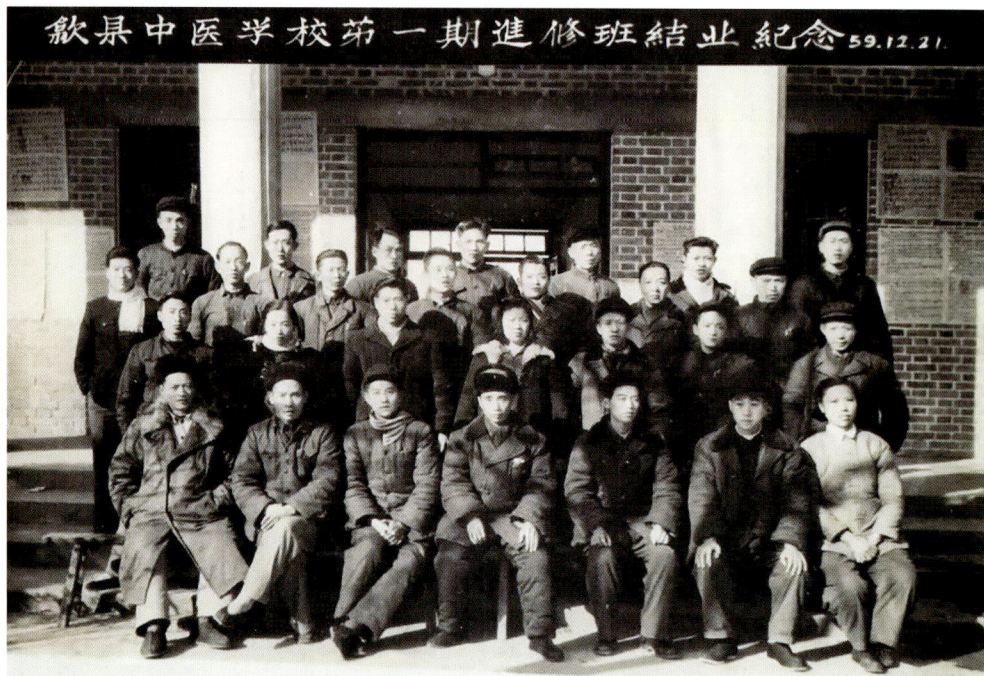

　　1958年歙县中医学校成立,时任歙县县长郑恩普任校长,一批歙县医家任教师,
第一期进修班于当年年底开学、次年年底结业,图为结业合影。

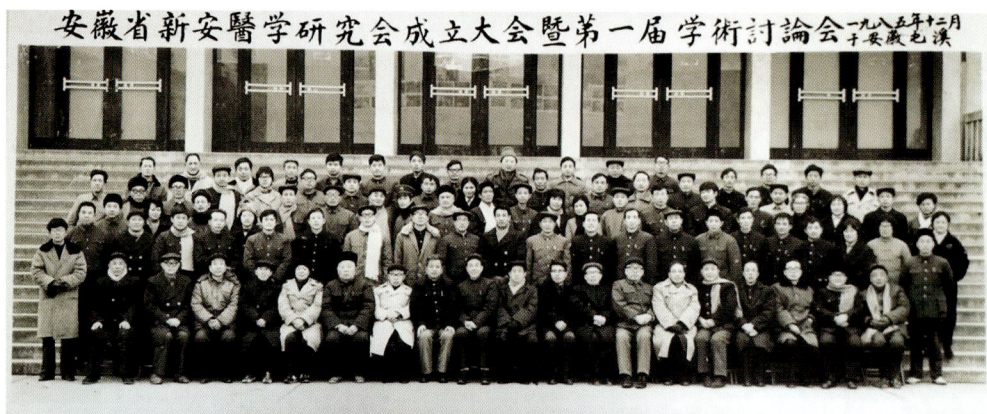

　　1985年12月,安徽省新安医学研究会成立,掀起了改革开放后新安医学研究的
第一轮高潮,歙县一大批名医在理事会中任职。上图为研究会成立时合影。

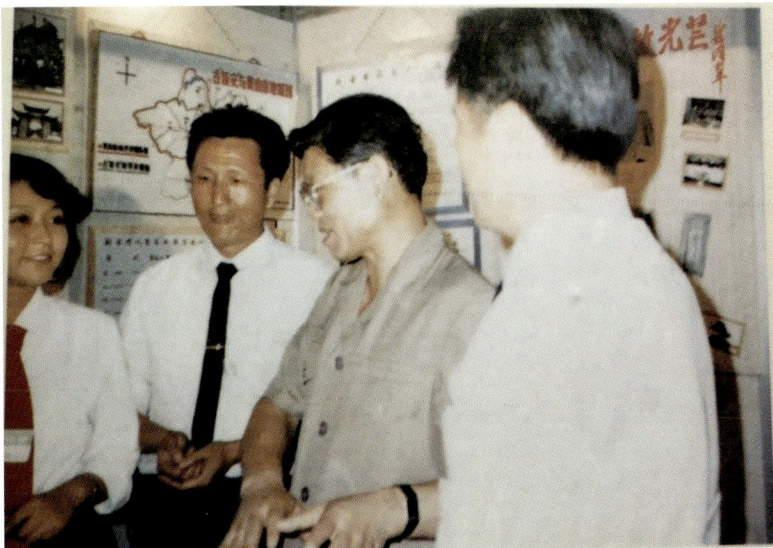

　　1990 年,新安医学参展团赴京参加首届中国中医药文化博览会并获"神农杯"铜奖。上图为时任歙县中医医院院长黄孝周向时任中共中央政治局委员、国务委员李铁映,时任全国政协副主席洪学智,时任中共中央顾问委员会常务委员杨得志等首长汇报新安医学的辉煌历史。

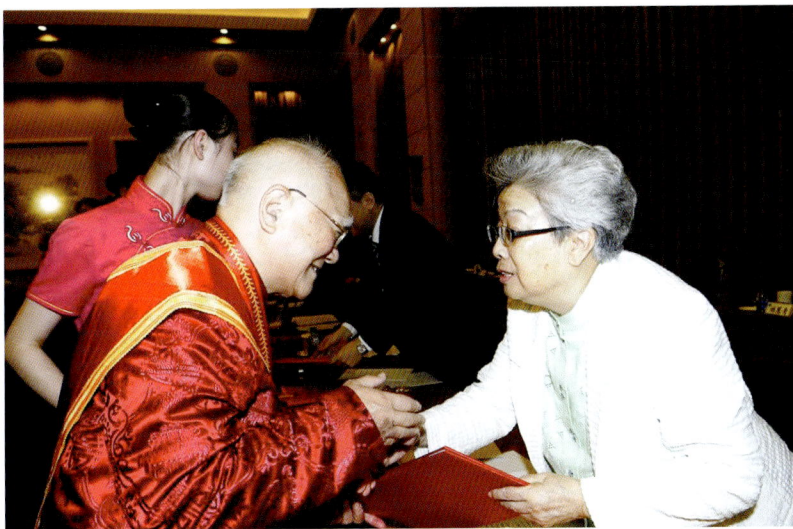

　　2009 年,新安名医、"张一帖"内科第 14 代传人李济仁荣获"国医大师"称号,上图为时任中共中央政治局委员、国务院副总理吴仪为李济仁颁发证书并与其握手。

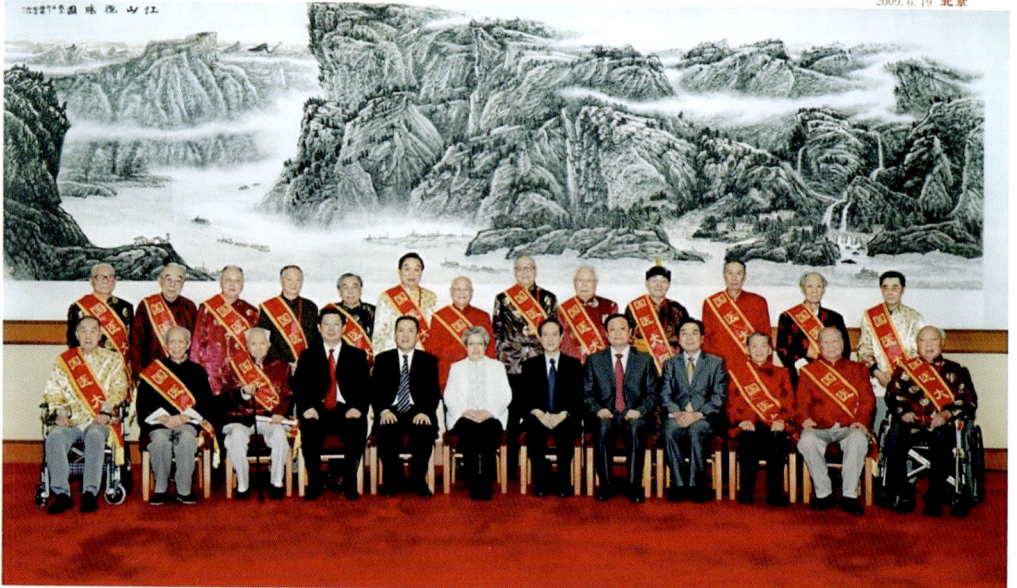

2009 年,首届国医大师表彰暨座谈会合影。

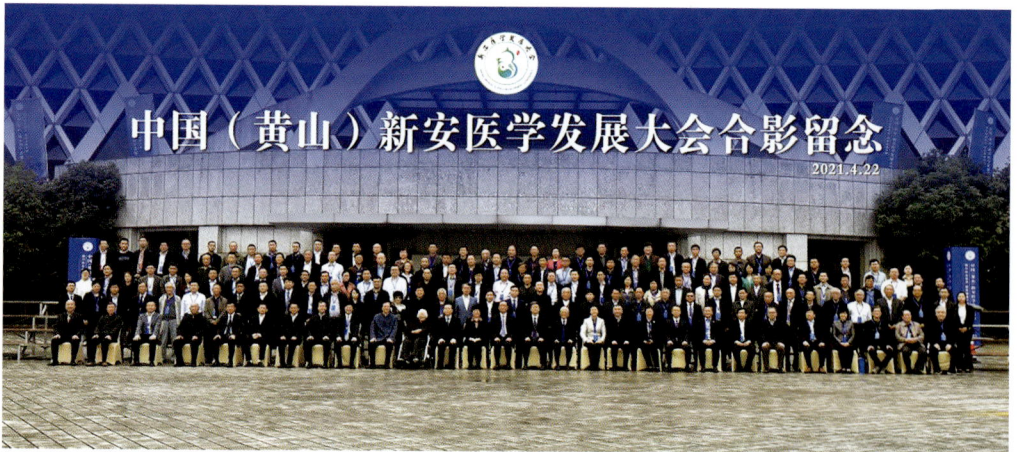

2021 年 4 月 22 日,首届中国(黄山)新安医学发展大会在黄山市召开,图为大会
合影。

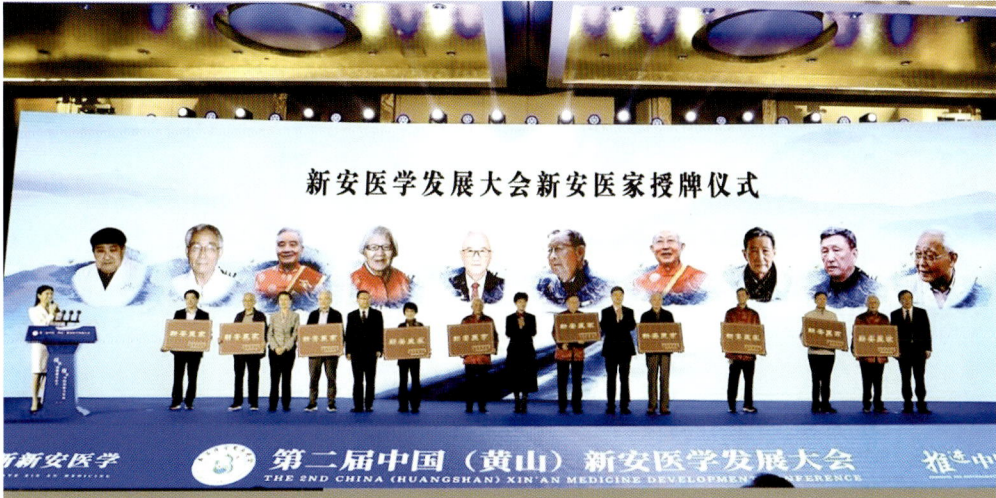

2023年4月22日,第二届中国(黄山)新安医学发展大会在黄山市召开。会上举行了第一届新安医家授牌仪式,歙县籍名医张舜华、曹恩泽、胡国俊、黄孝周、郑铎、高道煌获此殊荣。上图为授牌仪式合影。

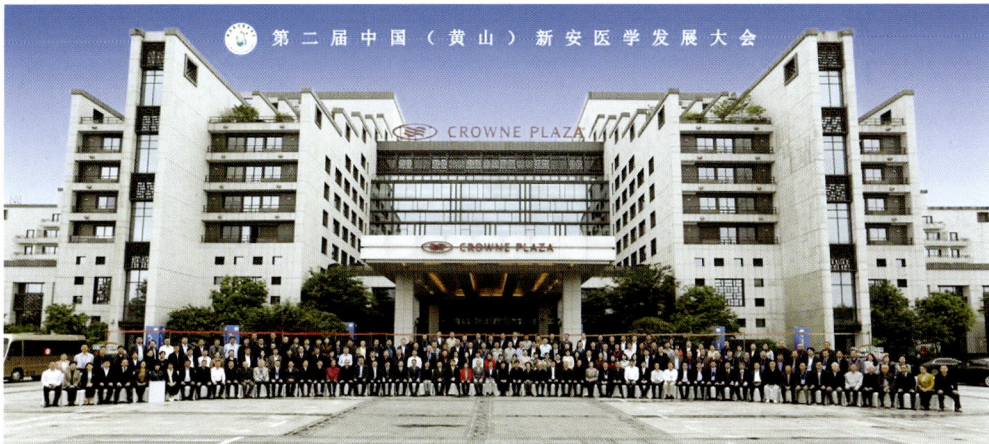

2023年,第二届中国(黄山)新安医学发展大会合影。

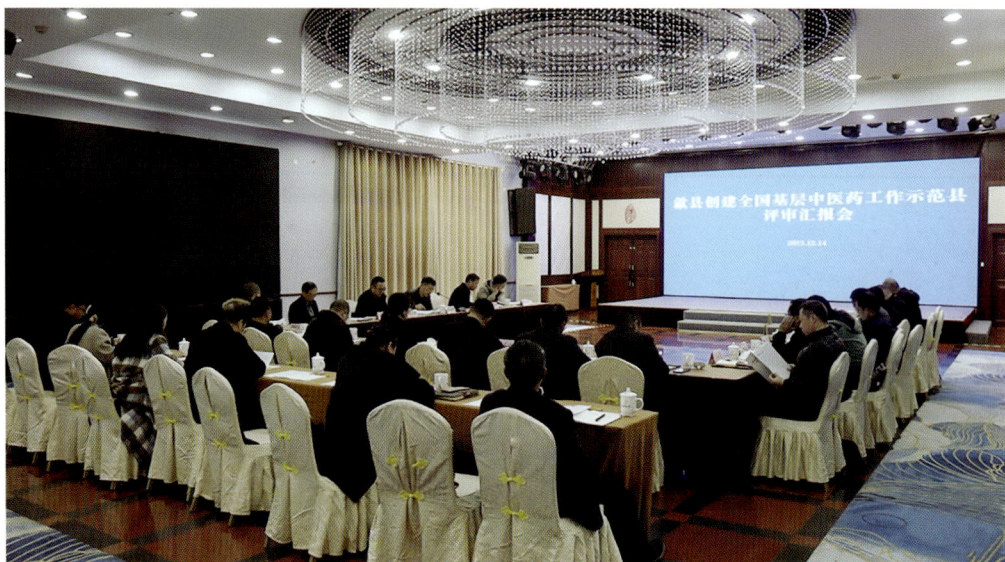

　　2023 年 12 月 14 日,歙县创建全国基层中医药工作示范县评审汇报会召开。歙县县长王奇勇到会讲话,安徽省评审专家组及黄山市卫生健康委员会相关领导出席会议,歙县副县长尹刚汇报歙县创建工作开展情况。

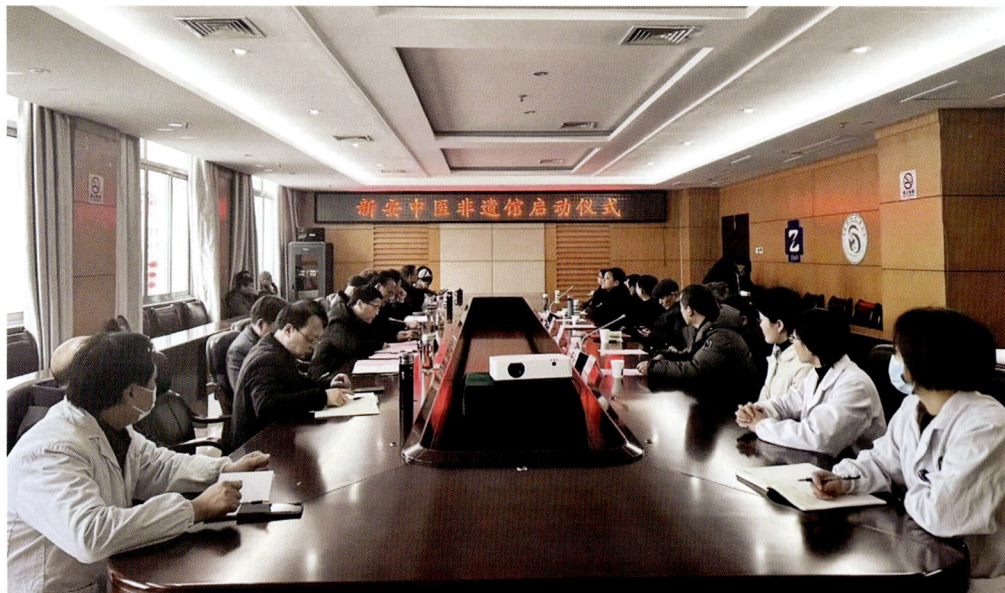

　　2022 年 12 月 3 日,歙县人民医院新安中医非遗馆建成,并举行了启动仪式,参会的有时任黄山市新安医学研究中心主任江国庆,新安黄氏妇科第 26 代传人黄孝周,歙县名中医余德利、胡吉,歙县人民医院领导及中医科同志等。

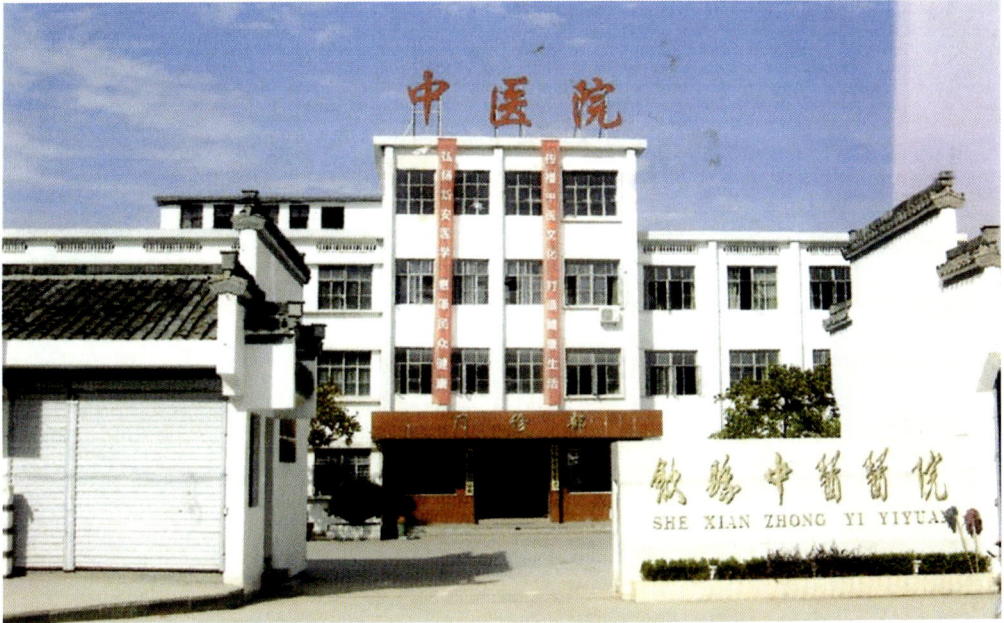

1984年底,歙县中医医院门诊楼竣工,1985年元旦正式开诊。

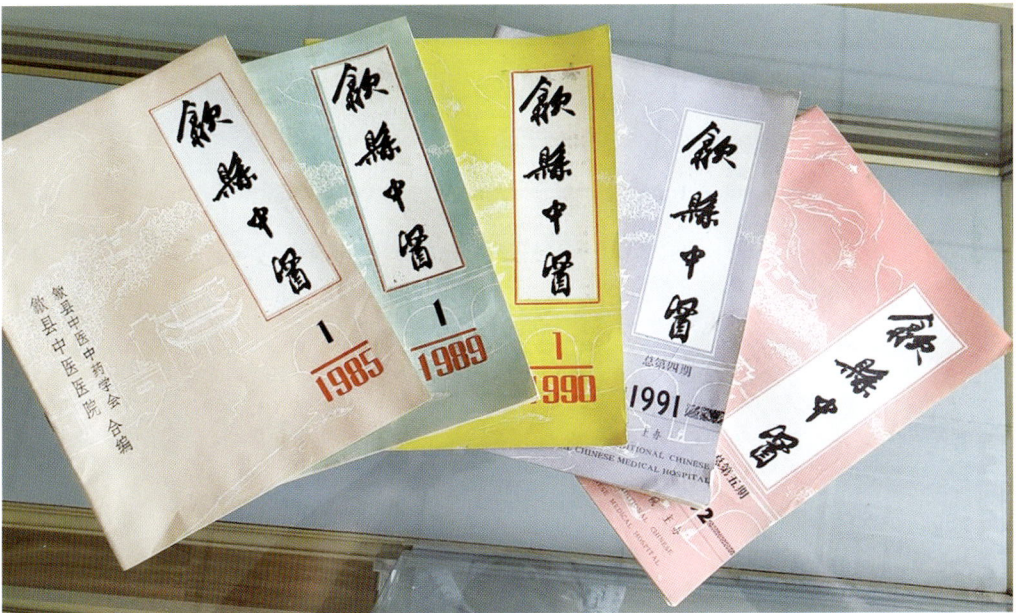

　　1985年,由黄孝周、洪芳度等人牵头,歙县中医医院和歙县中医中药学会联合创刊《歙县中医》,并由王乐匋教授题写刊名,每年出1~2期。由此开始,徽州其他县域也纷纷创办中医刊物。

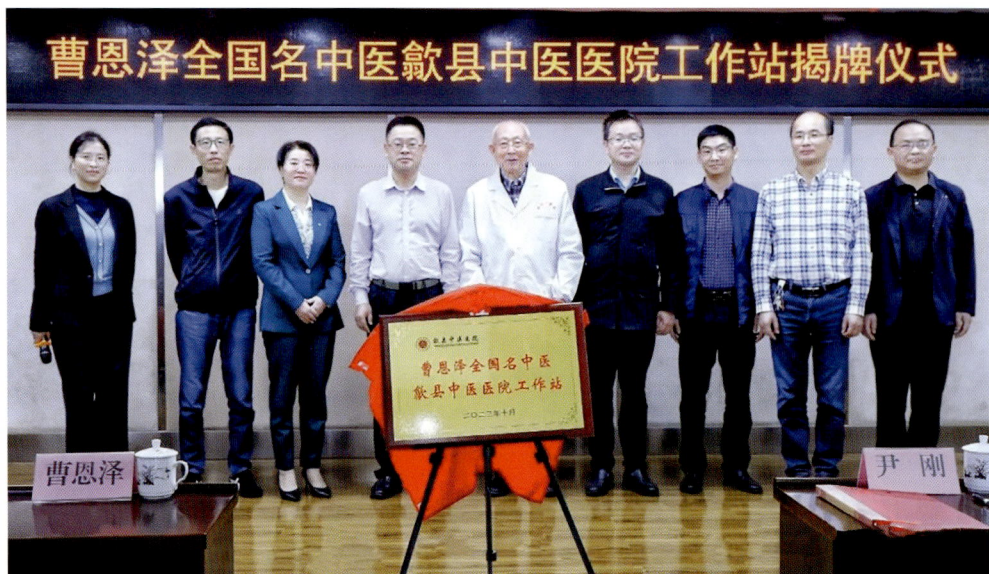

2023 年 11 月 2 日,"曹恩泽全国名中医歙县中医医院工作站"揭牌。

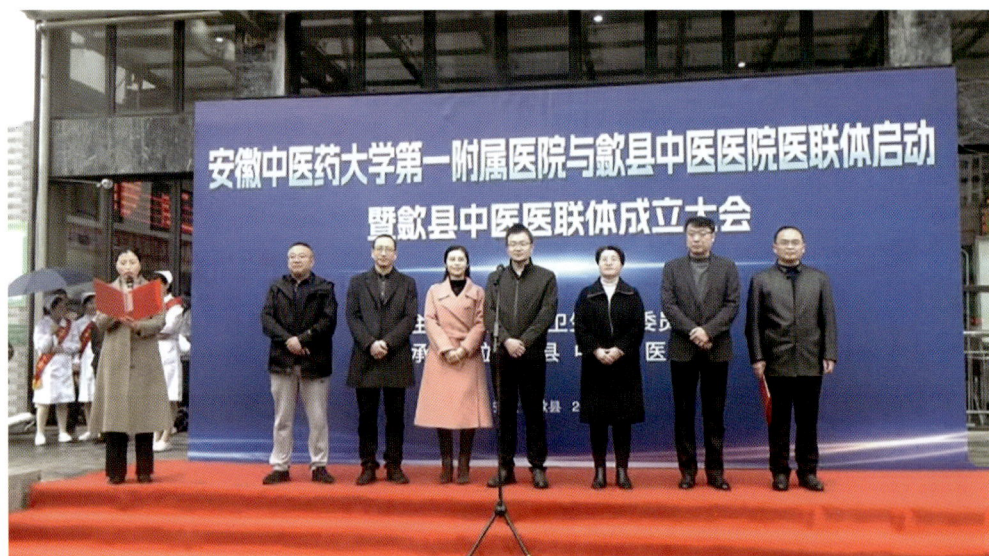

2023 年 3 月 17 日,安徽中医药大学第一附属医院与歙县中医医院医联体启动暨歙县中医医联体成立大会在歙县中医医院举办。歙县副县长尹刚到会讲话,歙县卫生健康委员会及 28 家乡镇卫生院主要负责人参加成立大会。

序

一

歙县是我的故乡，我生于斯，长于斯，亦启蒙于斯，从这里走上医学之路。

承蒙邀请，我拜读了《歙县中医志》，书中云"整部新安医学史，其中近半论及歙县"，我印象深刻并深以为然。在历史上，歙县是徽州府郡所在，是徽州的政治、经济和文化中心，文人荟萃，医学发达，名扬四海之名医辈出，延绵不绝的世家纷呈。歙县名医世家尤其具有代表性，内科、外科、妇科、伤科、儿科、喉科等各科齐备，特色鲜明，传承清晰完整。我家亦世代为医，世称"蜀口曹氏外科"，传今已历6代。新安医学的杰出成就，又以歙县尤其突出，张杲撰著我国第一部医史传记，吴昆撰著我国第一部方论专著，方有执开《伤寒论》错简重订先河，郑梅涧首创养阴清润法治愈白喉，吴谦组织编撰清代医学全书《医宗金鉴》，等等，每一项都是中医药发展史上极具重要意义的创举。毋庸置疑，歙县中医作为新安医学的骨干，对祖国医学的发展作出了重大贡献。

因此，对于歙县卫生健康委员会组织编写《歙县中医志》，我既感震撼，又觉欣慰。新安医学是老祖宗留下的宝贵财富，继承好、发扬好、应用好新安医学，意义重大，是每一位新安人的使命，也是每一位出身新安的中医游子的深深牵挂。对新安医学进行有组织的研究是20世纪70年代开启的一个重大课题，由歙县首先开始，继而在黄山市、安徽省乃至全国陆续掀起一阵热潮。而今，我们欣慰地看到，对新安医学的研究层出不穷，遍地花开。《歙县中医志》立足于新安医学历史中医家医著等的梳理，又在此基础上延伸到现代歙县中医药的传承创新发展情况,全面展示了歙县历代以来中医药领域的奋斗历程与创新硕果。

志书的意义不仅在于记载历史,还在于指导当前的工作和未来的发展。我认为《歙县中医志》具备这样的功能,书中介绍的 700 多位医家、590 部医籍、近 50 支世家等,是歙县中医药灿烂历史的见证,也是歙县当前中医药传承创新发展的深厚资源,更是歙县未来中医药发展的动力。期冀家乡歙县能够充分利用这一宝贵资源,驱动歙县中医药事业更快、更好地发展!

家乡邀我为序,谨以自己寥寥感受与诸君共勉。

全国名中医、安徽省国医名师

2024 年 7 月

序

二

　　歙县自秦建制以来，一直为郡、州、路、府所在地，是古徽州政治、经济和文化的中心，自然也是新安医学的首善之区、核心发源地。第一位有史可考的新安医家、领衔编撰太医院教科书的医家、第一支新安医学世家、传承至今最久远的妇科医学世家、经营时间最长的药号、第一次医学集体讲学活动均诞生于此。现存最早的传记体医案类医史专著，第一部医学讲学实录，第一部总结和研究历代医案的专著，第一部系统注释解说方剂的专著，第一次重新编次《伤寒论》、开启伤寒学百家争鸣序幕的专著，第一部也是唯一一部以音韵方法研究《黄帝内经》的专著，第一部喉科针药并治的专著，第一部全面系统的望诊专著也均诞生于此。中医十大医学全书中歙县居其三，中国四大药号中歙县居其一，歙县之太医、御医数量居一府六县之首，"歙之良医"有医经派、伤寒派、温补派、启蒙派等中医各大学派的代表人物，在经典临床、伤寒温病、针灸方药、内外妇儿各学科都有一批优秀的领军人物，歙医所创立的"错简重订""八纲辨证""医门八法""卫气营气辨证""外损致虚""解托补托理脾阴三法""相气十法""养阴清肺"等学说，更具特异之见、独创之巧，开时代风气之先。这些在即将面世的《歙县中医志》中进一步得到证实。

　　由歙县卫生健康委员会组织编写的《歙县中医志》，是一部以歙县中医人物为主线兼及医事药业活动等内容的史志之书。奉展全书，拜读学习，特色鲜明，颇有新意，令人喜出望外。

一是该书中有不少新的发现。如记载了史上可考的歙县医学人物 728 位、编撰的医著 590 部，这比洪芳度主编的《新安医学史略》所载的数量又增添了许多；其中尤显重要的是，发现新安一地最早文献记载的医家，不是以往认为的东晋末元熙年间（419—420）出任新安太守的羊欣（360—432），而是晋太康（280—289）初期从南昌迁至歙县的罗文佑（250—?），有碑刻诗文为证。当然，随着出土文物和文献考证的新发现，"新安医学第一人"将来还有可能往前推移，但这并不影响此次发现的重要意义。

二是记载详细周全、涉及范围广泛。如唐代圣僧慧明本姓汪，历代名流汪道昆、余伯祥、黄柱、许国、尤膺、王寅、方承郁、许承尧等在圣僧庵中均留有墨宝纪颂，凸显了圣僧的历史地位；又如明代余傅山组织的第一次医学讲学活动，时间为嘉靖二十二年（1543）十月十三日，地点为歙县城内乌聊山馆，人物有余傅山、汪宦、吴洋、汪双泉、黄刚、许明远、谢朴、汪宗进、丁翔等医家及余渥、江某、吴某等弟子，内容包括脉法、伤寒、杂证、妇科、儿科等医论、医话与医案，形成《论医汇粹》这部医著，事无巨细，悉数全收，提供了一份较全面的史料。

三是社会各界名流凡于医学有所贡献者均予纳入，确有必要。公卿显贵出自乡里，名家学者层出不穷，学而研医、仕而兼医、贾而好医者均于医学有所付出，如士大夫阶层的朱升、汪道昆、许国、毕懋康，出版家吴勉学、吴琯，大学者汪宗沂、许承尧，徽商叶文基、黄履暹，尽管医学界可能会有所异议，但他们在医学领域确实也有远见卓识，对新安医家的提携、鼓励和鞭策，对新安医学发展的促进作用，则是有目共睹的，强化了中医悬壶济世、经国济民的抱负和情怀，作为歙县中医人物收入未尝不可。至于许叔微、洪遵、洪迈、曹沧洲等籍贯尚有争议的仕医名家，收入书中也情有可原。譬如宋代许叔微曾任徽州、杭州府学教授，所著医书中多有徽州医药内容的记载，在新安一地影响很大，且其祖父许惇（希渡）系从歙县许村走出去的，故许叔微本人仍归许村宗谱，虽其因父亲在真州（今江苏省仪征市）从政而出生于真州、晚年隐居终老于无锡马山。当然，学术争鸣乃至质疑是正常的，相互争鸣才能推进学术的进步和发展，"一石激起千层浪"也正是学术著作的价值体现之一。

四是近现代史料更为翔实。补充了大量近现代歙县中医文献史料和当代中医事业发展状况、医家生平事迹、医学著作、贡献成就、创新发明、学术地位、社会影响等的记载也更加详细完整。

文以载道，谈何容易。史书汗牛充栋，医著浩如烟海，搜集史料犹如大海捞针一般，志书编撰之难可想而知。好在主编黄孝周先生学识渊博，本是新安医学研究的先驱之一，由他来主编自然得心应手，驾轻就熟，减少了摸索的时间，故而进展顺利。1978年8月，歙县卫生局率先成立了新安医学研究小组，广泛搜集、整理、翻印散在民间的新安医学文献，黄孝周就是从基层临床一线征召调入的主要成员之一。这次研究收录名医275人、医著218部，初步整理医著44部，以此为开端拉开了新安医学这一新领域研究的大幕。1987年11月，安徽省科学技术委员会立项"新安医学对祖国医学的贡献"课题，黄孝周作为主要研究成员，协助洪芳度主编《新安医学史略》，第一次系统地反映了新安医学发展的历史面貌、成就贡献和医学地位。1990年，为赴京参加"首届中国中医药文化博览会"，《新安医学史略》由洪芳度、黄孝周共同负责作了修订，同年9月黄孝周又作为黄山市新安医学参展团副团长，在博览会上向党和国家领导人李铁映、洪学智、杨得志等作了汇报，得到李铁映同志的充分肯定："新安医学源远流长，内容丰富，你们要继续做好研究工作，各级领导要重视和支持这项工作。"这次新安医学展览也获得了"神农杯"铜奖。自1978年伊始，历经46年风雨兼程，今日新安医学研究已硕果累累，"南新安，北华佗"已成为安徽中医的金字招牌和安徽省中医药事业发展的战略重点。

黄孝周先生在青年时代就展露出过人的才华，他是1979年安徽省选拔500名进入全民所有制单位工作的基层中医之一，并以全省第一名的成绩调往安徽中医学院任教；1984年，他响应家乡的号召，义不容辞返回歙县参与创办歙县中医医院，随后继任院长；1985年，他率先创办内刊《歙县中医》，由此徽州地区各市县积极响应，陆续出版中医内刊，蔚然成风；1988年，他主持完成安徽省科委"新安医学对祖国医学的贡献"课题，并获黄山市科学技术进步奖一等奖；2000年，他编著《杏林第一枝》，获安徽省图书奖。黄孝周曾任黄山市新安医学研究中心主任，后一直在歙县人民医院中医科从事妇科临床工作。2023年4月，在"中国（黄山）第二届新安医学发展大会"上，黄孝周被评为当代十位"新安医家"之一，可谓实至名归。

黄孝周先生身世不凡,系歙县黄氏妇科第 26 代传人。歙县黄氏妇科始自南宋,从孝宗年间(1163—1189)黄孝通受御赐"医博"开始,传至明崇祯年间,15 世黄鼎铉奉旨进京治疗贵妃血崩之症,一剂而愈,"医震宏都";再传至清代,18 世黄予石以治难产为特色,能保母子平安,被病家誉为"送子观音",著有《妇科衣钵》等书;传今已历 800 余年、27 代,为新安医学家族传承的典型代表,居安徽三大妇科流派之首,是我国历史上起源最早、名医最多、门徒最众、传世最久、影响最大的妇科世传流派,2022 年 5 月被列入第六批安徽省非物质文化遗产名录。据明末清初新安医家程敬通所著《迈种苍生司命》(1681)记载:"医博黄氏世传产后生化汤:当归八钱,甘草五钱五分,川芎四钱,桃仁十粒(去皮尖),黑姜四分,水煎服。三五服后,再加人参,或行经作痛,皆可加减服之。"对照清代傅山《傅青主女科》(1827)记载不难发现,原来妇科产后第一妙方生化汤是歙县黄氏妇科世家的发明。另外,《妇科衣钵》现代一直尚未点校出版,其中雪藏了多少的秘密,那些独门秘方、绝技绝招真值得挖掘出来造福人类。

黄孝周先生一直是我敬仰的老师和前辈,20 世纪 80 年代后期我还曾为他的人格魅力和学识水平所感召,打算从屯溪市中医院调往歙县中医医院工作。黄老为人随和健谈,老幼交往甚广,言谈之中娓娓道来,诲人不倦,悉中肯綮,富有激情和感染力,很能打动人心,与明代新安太医徐春甫颇为相像,是一个智商和情商均高人一筹的通达能士,而这一点又是继承了乃父的遗风。其父黄从周游学吴门,精于妇科,被誉为"医中国手",1946 年主编《徽州日报》副刊《新安医药》,1956 年参与创办歙县人民医院中医科,曾任歙县卫生协会副主任,1959 年任教于歙县中医学校。不难看出黄孝周总是能领风气之先,乃是其父黄从周办报办学基因的遗传。黄孝周先生不仅医术高明,而且文献研究整理功底深厚,对新安医学也有诸多独到的见解。记得他在一篇新安医学成因分析的学术论文中,第一次从医疗需求角度分析探讨新安一地医学兴盛的原因,富有创意,摆事实、讲道话、用数据说话,也令人信服。我从 20 世纪八九十年代编辑《屯溪中医》《黄山中医药》《新安医药报》内刊,到主持中医药临床杂志社工作、策划主办 2008 年新安医学论坛,近 6 年来从主创设计新安医学文化馆、展示馆,到主持开展新安医学非物质文化遗产调研整理研究项目,都得到黄老精心的指点和教诲。我们交往 30 多年,可谓忘年之交。作为晚辈,多蒙其指点迷津,获益良多,也借此良机向黄老表示由衷的敬意和诚挚的感谢。

《歙县中医志》的出版是新安医学学术界的一件大事,歙县县领导亲自挂帅,成立了以尹刚副县长为主任委员的编委会,歙县卫生健康委员会组织编撰,这充分体现了政府主管部门的高度重视和支持,自然水到渠成。尹刚教授既是我的同事又是徽州同乡,先后担任安徽中医药大学教务处副处长、新安书院院长,在校期间就主持开展新安医学本科专长生"英才教育",采取"三阶段、递进式、个性化、学分制"培养方式,聘请新安名医和新安医学活态传承人等来校举办系列讲座40多场,挂职歙县副县长后更是不遗余力地推进新安医学非遗进校园传承工作,奉献良多。有这样一大批热爱新安医学的人士共同参与,新安医学再度兴盛、再创辉煌必然是指日可待矣。

是为序。

黄辉

甲辰盛夏

前　言

　　歙县为"东南邹鲁""礼仪之邦"，社会安定，人杰地灵，重文尊教，理学盛行，利他奉献，勇于创新，商业繁荣，药源丰盈，这些都为新安医学的产生和发展奠定了良好的基础。从公元 280 年设置新安郡起，歙县为首县，成为政治、经济、文化、医学中心，至今 1740 余年，共涌现出医家 728 人，其中有 257 位医家编撰医籍 590 种，包含名医世家 46 家，入太医院任职的太医 26 人，还有 14 位仕而通医的进士。整部新安医学史，其中近半论及歙县。

　　歙县历史上名医辈出，医著恢宏，专科悉备，术精业丰，华夏盛誉。在当代的中医药传承创新发展中，歙县在中医药改革的诸多方面敢为人先，在安徽省乃至全国率先开展试点，县、乡、村各级中医药服务特色明显，优势突出。鉴于此，《歙县中医志》的编撰与出版具有重要意义。全书分为歙县医家、歙县新安名医世家、历代太医院歙县籍太医、仕而通医之歙县进士、医籍书目、歙县中药业、歙县中医传承教育、歙县中医学术团体、现代歙县中医药大事记共九章，前五章按历史朝代先后分节，并按时间先后顺序逐一撰写。纳入的医家标准为：或歙县籍者，或外籍来歙县长期定居并行医者，祖籍为歙县但赴外行医三代以内者，其中，或著有医籍，或在当地享有盛誉，或被同行认可；各医家按出生年代先后排序，同年出生者按逝卒时间先后排序；部分出生及逝卒时间不详者，按所属年代及相关人物关系排序；部分医家注明"徽州人"或"新安人"，由于历史久远，暂未证实是否确为歙县人，也无记载隶属徽州其他县域。一则考虑"徽州医家"或"新安医家"歙县籍居多,另则为了给后人留下宝贵线索,一并纳入于此。纳入的名医世家标准:连续三代及以上行医,且在当地享有盛誉;书中所涉及的年份数字均为公元年,如羊欣(360—432)即指羊欣的生卒时间为公元 360—432 年;全书涵盖时间上至晋代,下至公元 2023 年;涵盖地域范围为所属年代歙县辖区范围(见"附录 1　歙县行政区划沿革")。

　　本书的编撰得到安徽中医药大学储全根教授、黄辉教授、尹刚教授、曹姝讲师,黄山市新安医学研究中心张贵才主任、江国庆主任,黄山市中医医院来雅庭主任等的精心指导与帮助,在此向他们致以诚挚的感谢!

目录

总论 ……………………………… 1

第一章　歙县中医医家 ……………… 7

一、晋唐 ………………………… 8

罗文佑 ……………………… 8

羊　欣 ……………………… 8

杨玄操 ……………………… 8

慧　明 ……………………… 9

志　满 ……………………… 9

崔元亮 ……………………… 9

陆　惨 ……………………… 9

聂师道 ……………………… 9

二、宋代 ………………………… 10

舒　雅 ……………………… 10

曹　沔 ……………………… 10

黄孝友 ……………………… 10

朱翼中 ……………………… 10

张　扩 ……………………… 10

张　挥 ……………………… 11

张师孟 ……………………… 11

张彦仁 ……………………… 11

张　杲 ……………………… 11

洪　遵 ……………………… 11

洪　迈 ……………………… 11

黄孝通 ……………………… 12

黄　俊 ……………………… 12

黄善广 ……………………… 12

黄酉孙 ……………………… 12

黄念一 ……………………… 12

黄贞寿 ……………………… 12

陆安国 ……………………… 13

陆师夔 ……………………… 13

陆梦发 ……………………… 13

陆文龙 ……………………… 13

胡　权 ……………………… 13

许叔微 ……………………… 14

张　横 ……………………… 14

方士繇 ……………………… 14

王　棐 ……………………… 14

郑尚书 ……………………… 14

赵必诚 ……………… 14

三、元代 ……………… 15

　　鲍同仁 ……………… 15

　　洪徽甫 ……………… 15

　　方义甫 ……………… 15

　　黄克讓 ……………… 15

　　黄士安 ……………… 15

　　黄永忠 ……………… 16

　　吴以凝 ……………… 16

　　鲍元康 ……………… 16

　　汪汝懋 ……………… 16

　　黄　塾 ……………… 16

　　朱　升 ……………… 16

四、明代 ……………… 17

　　鲍　宁 ……………… 17

　　方　鼎 ……………… 17

　　程宏宾 ……………… 17

　　汪　源 ……………… 17

　　许　宁 ……………… 17

　　程　琎 ……………… 17

　　程　玠 ……………… 18

　　刘　锡 ……………… 18

　　汪社育 ……………… 18

　　汪　椿 ……………… 18

　　许　忠 ……………… 18

　　许尚志 ……………… 19

　　程　潢 ……………… 19

　　程　柏 ……………… 19

　　方子良 ……………… 19

　　陈　隆 ……………… 19

　　唐　仕 ……………… 19

　　项　祥 ……………… 19

郑　宁 ……………… 20

朱崇正 ……………… 20

余傅山 ……………… 20

余午亭 ……………… 20

余时雨 ……………… 21

余时庠 ……………… 21

汪　理 ……………… 21

汪济川 ……………… 21

吴　洋 ……………… 21

黄　刚 ……………… 21

许民远 ……………… 21

汪宗进 ……………… 21

丁　翔 ……………… 21

吴　桥 ……………… 22

吴和仲 ……………… 22

吴文仲 ……………… 22

江　瓘 ……………… 22

江应元 ……………… 22

江应宿 ……………… 22

江应乾 ……………… 23

汪　煇 ……………… 23

程　淶 ……………… 23

江　诰 ……………… 23

陈　龙 ……………… 23

陈绕尧 ……………… 23

陈应熊 ……………… 23

汪士顺 ……………… 23

胡　镒 ……………… 23

方有执 ……………… 24

汪良彬 ……………… 24

汪道昆 ……………… 24

吴时起 ……………… 24

许　国	…… 25	杨有学	…… 30
陆省吾	…… 25	杨于廷	…… 30
陆乔梓	…… 25	杨遂梁	…… 30
陆晓山	…… 25	郑时庄	…… 30
陆彦功	…… 26	黄　俅	…… 30
陆厚载	…… 26	吴希尹	…… 30
张政鸿	…… 26	江天耀	…… 30
吴以顺	…… 26	项有诚	…… 30
吴正伦	…… 26	吴勉学	…… 31
吴行素	…… 26	潘仲斗	…… 31
吴行简	…… 27	程　鼎	…… 31
吴行兆	…… 27	程　格	…… 31
罗慕庵	…… 27	方　遵	…… 31
程尧夫	…… 27	黄文敬	…… 31
程惠生	…… 27	黄启义	…… 31
程明佑	…… 27	黄　昌	…… 32
方　音	…… 27	黄彦清	…… 32
方一成	…… 28	黄　嵩	…… 32
方德甫	…… 28	黄　源	…… 32
方嗣塘	…… 28	黄大有	…… 32
方孝绩	…… 28	黄彦荣	…… 32
方孝儒	…… 28	黄　玺	…… 32
黄自全	…… 28	黄　纲	…… 32
许国忠	…… 28	吕应亭	…… 32
黄凤至	…… 28	何　锦	…… 33
巴应奎	…… 28	方增庆	…… 33
程道南	…… 29	吴泰寰	…… 33
吴　昆	…… 29	吴赓载	…… 33
江子振	…… 29	胡清隐	…… 33
毕懋康	…… 29	程　伊	…… 33
毕懋襄	…… 29	程玄宝	…… 33
杨守伦	…… 30	江应全	…… 34

汪若源	………	34	汪光晃	………	38
何寅初	………	34	吴福仕	………	39
何公若	………	34	吴静川	………	39
洪廷镇	………	34	吴继川	………	39
洪钦铭	………	34	吴晴川	………	39
洪文衡	………	34	周于藩	………	39
洪少岗	………	34	吴 泰	………	39
程从周	………	35	王守诚	………	39
张守仁	………	35	胡 玠	………	40
张凤诏	………	35	吕铉宝	………	40
吴 垍	………	35	王绍隆	………	40
程明助	………	35	程 锐	………	40
方 超	………	35	黄鼎铉	………	40
方 仁	………	36	黄宗曾	………	41
潘 相	………	36	洪 基	………	41
阮 弼	………	36	闵道扬	………	41
曹 昌	………	36	汪 黝	………	41
曹 高	………	36	孙在松	………	41
方 环	………	36	杨 慎	………	41
刘 儒	………	36	吴 纪	………	41
程晨峰	………	37	程天拱	………	41
孙景思	………	37	徐紫桐	………	42
方 锡	………	37	徐荣禄	………	42
汪 宥	………	37	郑仲实	………	42
闵泰祥	………	37	叶文基	………	42
胡懋观	………	37	程东谷	………	42
程 仑	………	37	程心宇	………	42
洪 玥	………	38	程嘉祥	………	42
方 达	………	38	叶封山	………	43
吴道川	………	38	叶隆山	………	43
吴元滇	………	38	郑 泽	………	43
郑赤山	………	38	方如川	………	43

方仲声 …………… 43
佘世斌 …………… 43
佘玄琳 …………… 43
徐鎏 …………… 44
徐守益 …………… 44
张遂辰 …………… 44
汪韫石 …………… 44
毕玄焕 …………… 44
胡春生 …………… 44
坦然 …………… 45
程邃 …………… 45

五、清代 …………… 45
程衍道 …………… 45
江超 …………… 45
程林 …………… 46
项视庵 …………… 46
程自玉 …………… 46
吴冲孺 …………… 46
吴任弘 …………… 46
吴力田 …………… 46
程蒋氏 …………… 47
程应旄 …………… 47
朱本中 …………… 47
吴世美 …………… 47
吴士炎 …………… 47
吴起甫 …………… 47
詹方桂 …………… 48
方开 …………… 48
蒋居祉 …………… 48
蒋瀚 …………… 48
潘为缙 …………… 48
汪启贤 …………… 48

汪启圣 …………… 48
汪大年 …………… 49
罗美 …………… 49
程云鹏 …………… 49
叶紫帆 …………… 49
叶朝采 …………… 49
叶天士 …………… 49
黄履暹 …………… 50
吴日慎 …………… 50
郑重光 …………… 51
郑钟蔚 …………… 51
郑枚 …………… 51
洪正立 …………… 51
王钰 …………… 51
汪允俶 …………… 51
汪延埏 …………… 52
余幼白 …………… 52
余士冕 …………… 52
余之隽 …………… 52
余林发 …………… 52
余卫苍 …………… 52
余昭令 …………… 52
吴人驹 …………… 52
吴楚 …………… 53
吴贯宗 …………… 53
吴日熙 …………… 53
吴日燕 …………… 53
吴玉楷 …………… 53
吴迈 …………… 53
汪应庚 …………… 54
吴震生 …………… 54
汪沆 …………… 54

吴如礽 …………………… 54	郑　麟 …………………… 60
郑　晟 …………………… 55	郑　尘 …………………… 60
程　知 …………………… 55	许　氏 …………………… 60
吴　谦 …………………… 55	郑永柏 …………………… 60
程国彭 …………………… 55	汪应龙 …………………… 60
吴　澄 …………………… 56	汪光爵 …………………… 61
吴宏格 …………………… 56	方成培 …………………… 61
吴　烜 …………………… 56	吴　熊 …………………… 61
郑康宸 …………………… 56	汪启淑 …………………… 61
黄应祥 …………………… 57	方自然 …………………… 61
黄予石 …………………… 57	程讓光 …………………… 62
黄天德 …………………… 57	江之兰 …………………… 62
黄序庭 …………………… 57	吴尚相 …………………… 62
黄惠中 …………………… 57	方国梁 …………………… 62
黄立辉 …………………… 57	方绪宝 …………………… 62
黄鹤龄 …………………… 57	方以祝 …………………… 62
黄良甫 …………………… 57	方成春 …………………… 62
江　骧 …………………… 57	方家万 …………………… 63
汪廷佑 …………………… 58	程式仪 …………………… 63
闵世璋 …………………… 58	胡增彬 …………………… 63
郑为左 …………………… 58	张子襄 …………………… 63
郑于丰 …………………… 58	胡应亨 …………………… 63
郑于蕃 …………………… 58	胡鼎中 …………………… 63
郑梅涧 …………………… 59	周云章 …………………… 63
郑承瀚 …………………… 59	叶正芳 …………………… 64
郑承洛 …………………… 59	叶志道 …………………… 64
郑钟寿 …………………… 59	孙光业 …………………… 64
郑大樽 …………………… 59	徐少庵 …………………… 64
郑　沛 …………………… 60	许绍曾 …………………… 64
郑宏绩 …………………… 60	吴志中 …………………… 64
郑承湘 …………………… 60	曹恒占 …………………… 64
郑承海 …………………… 60	曹　渭 …………………… 65

洪　适	…… 65	王治雯	…… 70
江月娥	…… 65	王光大	…… 70
程嗣立	…… 65	王光仪	…… 70
汪敬然	…… 65	程大鉴	…… 70
张肇殷	…… 65	程学汉	…… 70
江登云	…… 65	程光樽	…… 70
胡其重	…… 66	程正美	…… 70
鲍嘉荫	…… 66	程道周	…… 70
汪致和	…… 66	汪明之	…… 71
汪培荪	…… 66	仇心谷	…… 71
汪藕生	…… 66	胡玉堂	…… 71
汪伯蓉	…… 66	江玉麟	…… 71
曹开第	…… 66	张观澜	…… 71
汪　烈	…… 66	吴汝纪	…… 71
吴学泰	…… 67	汪彦超	…… 71
江鸿溶	…… 67	李窦侯	…… 72
张思敏	…… 67	江九皋	…… 72
汪序周	…… 67	叶尧士	…… 72
汪昆玠	…… 67	程宏诰	…… 72
汪廷元	…… 67	吕茶村	…… 72
张　节	…… 67	江鹤诚	…… 72
叶廷芳	…… 67	聂绍元	…… 72
叶继雯	…… 68	吴永成	…… 73
叶志诜	…… 68	曹春宇	…… 73
何　青	…… 68	俞　啸	…… 73
江嘉理	…… 68	江　源	…… 73
江贯诚	…… 69	程文囿	…… 73
程嘉豫	…… 69	程文苑	…… 73
黄席有	…… 69	程文荃	…… 73
许豫和	…… 69	程光墀	…… 74
王禹功	…… 69	程光台	…… 74
王籍登	…… 69	程光庭	…… 74

程光庠 …………………… 74
程 书 …………………… 74
程 春 …………………… 74
倪 榜 …………………… 74
许 朴 …………………… 74
许 俊 …………………… 74
汪鼎彝 …………………… 74
汪有容 …………………… 75
叶光煦 …………………… 75
郑立传 …………………… 75
余朗亭 …………………… 75
叶本青 …………………… 75
叶大鑅 …………………… 75
吴广构 …………………… 75
吴亦鼎 …………………… 75
王卜运 …………………… 76
罗世震 …………………… 76
吴锦渡 …………………… 76
项一溶 …………………… 76
汪士震 …………………… 76
汪元珣 …………………… 76
汪世渡 …………………… 76
汪大顺 …………………… 76
汪泰昌 …………………… 77
汪宗锦 …………………… 77
汪鹿石 …………………… 77
汪燕亭 …………………… 77
程正通 …………………… 78
程四昆 …………………… 78
程时彬 …………………… 78
程士华 …………………… 78
程鹤生 …………………… 78

程永裕 …………………… 78
程世祚 …………………… 78
程秉烈 …………………… 79
曹国柱 …………………… 79
方锦文 …………………… 79
叶学棣 …………………… 79
叶名琛 …………………… 79
江 昱 …………………… 79
方成垣 …………………… 80
曹肖岩 …………………… 80
鲍集成 …………………… 80
毕体仁 …………………… 80
陈 丰 …………………… 80
鲍淑芳 …………………… 80
鲍泰圻 …………………… 81
杨 机 …………………… 81
杨应像 …………………… 81
杨士晖 …………………… 81
杨德徽 …………………… 81
杨 桂 …………………… 81
杨本良 …………………… 81
杨焕璋 …………………… 82
项天瑞 …………………… 82
汪文志 …………………… 82
李继隆 …………………… 82
李维界 …………………… 82
程鼎调 …………………… 82
程羽峰 …………………… 82
罗 浩 …………………… 82
江 进 …………………… 83
江 兰 …………………… 83
张志宏 …………………… 83

张昌烈 …………………… 83　　饶　埕 …………………… 88

张景余 …………………… 83　　鲍方珍 …………………… 88

江启镛 …………………… 83　　方省庵 …………………… 88

江之源 …………………… 84　　江本良 …………………… 89

胡之煦 …………………… 84　　江有诰 …………………… 89

程三才 …………………… 84　　洪　蕙 …………………… 89

程国汉 …………………… 84　　程宏浩 …………………… 89

鲍邦伦 …………………… 84　　程　曦 …………………… 89

毕泽丰 …………………… 84　　许　凝 …………………… 89

胡大溟 …………………… 84　　黄山采药翁 ……………… 89

曹　诚 …………………… 84　　养晦斋主人 ……………… 90

叶支镛 …………………… 84　　汪　宏 …………………… 90

王　勋 …………………… 85　　鲍亮宣 …………………… 90

吴章侯 …………………… 85　　罗良甫 …………………… 90

胡丹宸 …………………… 85　　存　朴 …………………… 91

许佐廷 …………………… 85　　叶诚美 …………………… 91

许思文 …………………… 85　　吴星堂 …………………… 91

许维贤 …………………… 86　　江文珂 …………………… 91

程有功 …………………… 86　　程景耀 …………………… 91

王学健 …………………… 86　　汪伟公 …………………… 91

王心如 …………………… 86　　曹克明 …………………… 92

王　谟 …………………… 86　　张文健 …………………… 92

程芝田 …………………… 86　　汪声大 …………………… 92

叶馨谷 …………………… 87　　江允暐 …………………… 92

叶熙钧 …………………… 87　　殷世春 …………………… 92

叶熙铎 …………………… 87　　殷嗣升 …………………… 92

叶孟辄 …………………… 87　　殷长裕 …………………… 92

洪映中 …………………… 87　　殷安涛 …………………… 93

洪　桂 …………………… 88　　巴堂试 …………………… 93

王不庵 …………………… 88　　巴堂谊 …………………… 93

江嗣埙 …………………… 88　　巴锡麟 …………………… 93

吴南苎 …………………… 88　　江少薇 …………………… 93

连　氏 …………………… 94
梅江村 …………………… 94
吴承荣 …………………… 94
程镜宇 …………………… 94
胡学训 …………………… 94
王君萃 …………………… 95
丁肇钧 …………………… 95
汪宗沂 …………………… 95
曹启梧 …………………… 95
曹丞延 …………………… 95
曹丞隆 …………………… 96
周太平 …………………… 96
周灶鳌 …………………… 96
鲍增祚 …………………… 96
潘恒椿 …………………… 96
曹云洲 …………………… 96
曹承洲 …………………… 96
曹春洲 …………………… 97
曹沧洲 …………………… 97
曹福元 …………………… 97
曹南笙 …………………… 97
曹黼候 …………………… 97
曹融甫 …………………… 97
六、近现代 ……………… 98
许韵清 …………………… 98
杨恭甫 …………………… 98
杨养斋 …………………… 98
杨宗杰 …………………… 98
叶履安 …………………… 98
王轮梓 …………………… 98
王轮权 …………………… 98
王轮杰 …………………… 99
王轮操 …………………… 99
潘恒林 …………………… 99
潘政蔚 …………………… 99
周子余 …………………… 99
李颂南 …………………… 99
郑　靖 …………………… 99
程润章 …………………… 100
程杰良 …………………… 100
程木斋 …………………… 100
程谨斋 …………………… 100
王从之 …………………… 100
洪祝潭 …………………… 100
鲍槎伯 …………………… 100
余伯陶 …………………… 100
方庶咸 …………………… 101
金安伯 …………………… 101
方　埙 …………………… 101
汪容伯 …………………… 102
胡天宗 …………………… 102
胡天民 …………………… 102
许承尧 …………………… 102
曹凤冈 …………………… 103
曹凤钧 …………………… 103
罗卓庵 …………………… 103
罗子厚 …………………… 103
方乾九 …………………… 103
洪韵澜 …………………… 104
曹惕寅 …………………… 104
毕霞轩 …………………… 104
王巨青 …………………… 104
王仲奇 …………………… 104
黄竹泉 …………………… 105

张　夔 …………………… 105
陆仲安 …………………… 105
郑渭占 …………………… 106
江懋功 …………………… 106
江普照 …………………… 106
江友梅 …………………… 106
吴阿国 …………………… 106
王殿人 …………………… 106
王季翔 …………………… 107
王弋真 …………………… 107
王彩芝 …………………… 107
鲍兆榜 …………………… 107
鲍国华 …………………… 107
郑墨西 …………………… 107
汪润身 …………………… 108
汪寄岩 …………………… 108
方德锠 …………………… 108
方德善 …………………… 108
许翊萱 …………………… 108
程纪斋 …………………… 109
黄育庭 …………………… 109
郑次仲 …………………… 109
潘仲古 …………………… 109
曹崇竹 …………………… 109
金雨时 …………………… 109
谢养弦 …………………… 110
方义和 …………………… 110
胡余生 …………………… 110
程义林 …………………… 110
姚贯固 …………………… 110
周骏甫 …………………… 110
江慰农 …………………… 110

汪善瑞 …………………… 110
王一仁 …………………… 111
胡文田 …………………… 111
王栋卿 …………………… 111
毕子勉 …………………… 111
周咸山 …………………… 112
方启源 …………………… 112
毕梦飞 …………………… 112
曹元宇 …………………… 112
范老热 …………………… 112
吴仲仁 …………………… 112
胡义颂 …………………… 113
方建光 …………………… 113
方在之 …………………… 113
程以笙 …………………… 113
程雁宾 …………………… 113
方相福 …………………… 114
方观茂 …………………… 114
巴觉春 …………………… 114
江静平 …………………… 114
程维芳 …………………… 114
丰闻涛 …………………… 115
方咏涛 …………………… 115
许寿仁 …………………… 115
程六如 …………………… 115
江笃生 …………………… 116
王樾亭 …………………… 116
鲍益友 …………………… 116
许芸生 …………………… 116
许子云 …………………… 116
洪柏芬 …………………… 117
洪观义 …………………… 117

叶阜民 ……………… 117
曹叙彝 ……………… 117
罗敏修 ……………… 117
金霁时 ……………… 117
方复明 ……………… 118
吴席尘 ……………… 118
张根桂 ……………… 118
凌子云 ……………… 118
杨伯渔 ……………… 119
黄从周 ……………… 119
杨以阶 ……………… 119
许弁灵 ……………… 120
毕成一 ……………… 120
宋鞠暄 ……………… 120
张颂山 ……………… 120
方六书 ……………… 120
洪质清 ……………… 120
殷巨宾 ……………… 121
张寄凡 ……………… 121
罗履仁 ……………… 121
谢锵金 ……………… 121
胡翘武 ……………… 121
方锦筠 ……………… 121
王任之 ……………… 122
王竹楼 ……………… 123
黄雨龙 ……………… 123
舒眉轩 ……………… 123
王褆基 ……………… 123
曹嘉耆 ……………… 123
郑景岐 ……………… 124
王乐匋 ……………… 124
程莘农 ……………… 124

程光宇 ……………… 125
汪根花 ……………… 125
鲍济民 ……………… 125
黄达飞 ……………… 125
程光显 ……………… 125
巴坤杰 ……………… 126
王云彪 ……………… 126
汪介士 ……………… 126
王云舫 ……………… 126
王锦堂 ……………… 126
王午乾 ……………… 127
殷扶伤 ……………… 127
程亦成 ……………… 127
方咏谐 ……………… 127
方琢之 ……………… 127
汪南辉 ……………… 128
江立彬 ……………… 128
丰仁贤 ……………… 128
许维心 ……………… 128
洪芳度 ……………… 128
李济仁 ……………… 129
汪济南 ……………… 129
承寿康 ……………… 129
汪志义 ……………… 130
王寿福 ……………… 130

第二章 歙县名医世家 ………… 131
一、宋代 ……………… 132
二、明代 ……………… 133
三、清代 ……………… 135
四、近现代 ……………… 139

第三章 太医院歙县籍太医 …… 141
　一、宋代 ………… 142
　二、明代 ………… 142
　三、清代 ………… 143
　附 部分任职地方医学官员的
　　　歙县籍医家 ………… 143

第四章 仕而通医之歙县进士 …… 145
　一、宋代 ………… 146
　　舒　雅 ………… 146
　　洪　遵 ………… 146
　　洪　迈 ………… 146
　　陆梦发 ………… 146
　二、元代 ………… 146
　　鲍同仁 ………… 146
　三、明代 ………… 147
　　程　玠 ………… 147
　　汪道昆 ………… 147
　　许　国 ………… 147
　　毕懋康 ………… 147
　四、清代 ………… 147
　　曹　诚 ………… 147
　　叶继雯 ………… 147
　　叶名琛 ………… 148
　　汪宗沂 ………… 148
　　许承尧 ………… 148

第五章 歙县医籍名录 ………… 149
　一、晋唐时代 ………… 150
　二、宋代 ………… 150
　三、元代 ………… 151

　四、明代 ………… 152
　五、清代 ………… 157
　六、近现代 ………… 172
　七、歙县医家流传海外之医籍及对外
　　　医学交流 ………… 176

第六章 歙县中药业 ………… 179
　一、歙县著名中药材 ………… 180
　二、惠民药局 ………… 180
　三、中药店 ………… 180
　四、中药材交易 ………… 181
　五、中药业团体 ………… 182
　六、中药学校 ………… 182

第七章 歙县中医传承教育 …… 183
　一、家族世传 ………… 184
　二、师徒授受 ………… 185
　三、自学成才 ………… 186
　四、院校教育 ………… 187
　五、入门教材 ………… 189

第八章 歙县中医药学术团体 … 191
　一、歙县名医参加一体堂宅仁
　　　医会 ………… 192
　二、以余伯陶为首组建神州医药
　　　总会 ………… 192
　三、歙县中医参加"请愿团"抗议
　　　"废止中医案" ………… 192
　四、全国医药总会歙县分会
　　　成立 ………… 192
　五、歙县医师联合会成立 ……… 193

六、歙县卫生工作者协会成立 … 193

七、歙县中医中药学会成立 …… 194

八、歙县中医在安徽省中医药学会
　　任职 ……………………… 194

九、歙县中医在安徽省新安医学
　　研究会任职 ……………… 194

第九章　现代歙县中医药
　　　　大事记 ……………… 195

一、选调歙县中医至安徽省内各级机
　　构工作 …………………… 196

二、聘请歙县名老中医为徽州地区医
　　院名誉中医师 …………… 196

三、选拔吸收歙县中医到全民所有制
　　单位工作 ………………… 196

四、成立新安医学研究小组 …… 197

五、编著与刊行新安医学史专著——
　　《新安医学史略》 ………… 197

六、歙县名医代表"南新安"出席全国
　　会议 ……………………… 198

七、黄孝周向中央首长汇报新安医学
　　 ……………………………… 198

八、歙县名医参与编著《新安医籍丛
　　刊》 ……………………… 198

九、《新安医籍考》出版 ……… 199

十、编撰出版《杏林第一枝》…… 199

十一、歙县籍名医撰写并出版《新安医
　　　学流派研究》 …………… 199

十二、歙县籍名医被评为"国医大师"
　　　"全国名中医" …………… 200

十三、国医大师关注家乡中医药事业

发展 ……………………… 201

十四、歙县籍医家和中医学者编撰《安
　　　徽非物质文化遗产丛书　传统
　　　医药卷》之《新安医学》…… 201

十五、歙县名医代表在首届新安医学
　　　发展大会上发言 ……… 201

十六、歙县籍名医被授予"新安医家"
　　　称号 …………………… 202

十七、歙县名医参加新安医学传承创
　　　新发展座谈会 ………… 202

十八、歙县中医管理机构的成立与
　　　发展 …………………… 202

十九、歙县人民医院中医科的成立与
　　　发展 …………………… 203

二十、歙县中医医院的成立与
　　　发展 …………………… 203

二十一、乡镇卫生院中医发展 ……
　　　 ……………………………… 205

二十二、创建全国基层中医药工作示
　　　范县 …………………… 206

附录 ………………………… 207

　附录1　歙县行政区划
　　　　　沿革 ……………… 208

　附录2　歙县非物质文化遗产
　　　　　传统医药类项目及其
　　　　　传承人 …………… 209

　附录3　歙县历代医家医著
　　　　　统计表 …………… 210

　附录4　歙县医家索引 …… 211

主要参考书目 ……………… 223

总论

歙县自秦置县,宋设徽州府,府县同城1 400年,是古徽州的政治、经济、文化中心。作为徽州文化的发源地,歙县中医药发展源远流长、历久弥新,创造了辉煌的历史,留下了丰富的文化和科技资源,在现代焕发出新的生命力。

晋唐时期是新安医学的萌芽期。晋代至今仅知有个别医家如罗文佑迁居歙县为人治病的记载;外籍官员在新安郡任职时有医学活动,如羊欣从南朝宋武帝至新安任新安太守,搜集整理新安医家的临床实用单、验方编成医籍;还有少数僧人如慧明善医,在歙县县城为民治病;仕而通医的陆惨因任职而定居歙县;唐代开始向皇宫进贡当地药材黄连等。晋唐时期歙县涌现新安医家8名,其中4人编写11种医籍。

宋元是新安医学的形成期。此时程朱理学对徽州的影响尤为深刻,而宋代国都南迁临安(今杭州),徽州乃与杭州一水相连,在京都的辐射影响下,这一阶段新安医学开始显山露水。宋太祖开宝年间(968—975)录取歙县曹沔为太医,他是新安医学历史上第一位太医。歙县新安名医张扩(约1058—1105)治愈北宋宰相蔡卞的妻子(王安石的女儿),被蔡卞赞誉“天下医工未有妙如张承务者”,又被北宋文豪范仲淹的儿子范纯仁赞扬。张扩传其医术于弟、子,弟又传其子、子传其孙,产生了新安张氏医学世家。张扩侄孙张杲于宋淳熙十六年(1189)编成我国现存最早的医史传记著作《医说》,刊行后影响颇大。在此时期,出现了新安医学流传至今时间最长、代不乏人、全国罕见的医学世家——新安歙县黄氏妇科,其始祖黄孝通于宋隆兴元年(1163)被御赐“医学博士”,传承至今27代,历800余年,已被列为我国主要妇科流派之一。新安陆氏世家也始于此时期,陆安国担任翰林医官,且陆家开设的“新安保和堂”在当时具有盛名,这是迄今为止有资料记载的新安地区最早亦为我国经营时间最长、历史最悠久的药店。元代诞生了我国中医界唯一的状元——蒙古释褐状元翰林学士,歙县人鲍同仁于元泰定元年(1324)参加蒙古翰林院考试,考取泰定国书第一。元末朱升不仅为朱元璋献“高筑墙,广积粮,缓称王”三策,且善医学而闻名于世。

宋元时期歙县涌现新安医家39名,其中12人编著医籍21种,出现名医世家4家、太医5位。新安医学开始在祖国医学中占有一定地位。

明代(1368—1644)是新安医学的飞跃发展时期。“儒之门户分于宋,医之门户分于金元”,金元时期的医学对中医学的整体发展影响极大,对新安医学的发展也起到了很大的促进作用。如明代初期,歙县人鲍宁(1391—1462)儒而善医,明洪武元年(1368)名医方鼎徙居合肥悬壶,明景泰至正德年间(1450—1521)名医程璠、程玠兄弟相继出生,等等。在16世纪明代中叶,即弘治十四年至万历二十八年(1501—1600),新安医学出现突飞猛进的发展。这与当时人口增长、人均耕地面积减少有关。徽州在宋元丰三年（1080）有 10.6 万多户、54.2 万多人。元至正二十七年（1367）有 15.7 万多户、82.4 万多人，人均耕地 4.05 亩。到明万历六年（1578）增至 30.4 万户、145.2 万多人，人均耕地减至 1.75 亩。人多地少，农业生产力有限，医疗健康需求大，新安医学有了突出的发展。这一时期，新安医学的创新卓有成就。此时的新安医家"于书无不读，读必具特异之见"，认为要"推求阐发""驳正发明""意有独见""改故即新""博古以寓于今，立言以激其后"必须著书立说，"发前贤未有之论，破千古未决之疑"。于是创新发明、著书立说，成就了一批领新安医学风气之先的开拓者。百年中歙县竟涌现出 80 余位名医，如江瓘（1503—1565）广泛收集古今名医治疗奇验之医案，于 1549 年草撰《名医类案》，由其子江应宿整理增补，1591 年问世，是我国第一部研究前朝历代医案的专著；方有执（1523—1594）于 1589 年辑成《伤寒论条辨》，大胆将《伤寒论》整移编次，增强了原书的系统性、条理性，开《伤寒论》错简派之先河，揭开伤寒学派内部争鸣的序幕；吴昆（1552—1620）著有医书 8 种，1584 年撰编《医方考》，为我国第一部系统注释方剂的重要著作，1594 年刊成《素问吴注》，语简理明，彰明经旨，使学者一目了然。吴勉学博学藏书，曾在 16 世纪后期出资 10 万银两，经过多年努力，校刊了《古今医统正脉全书》，包括《丹溪心法》《河间六书》等多种医书。我国历史上第一次中医学术讲座兼集体授课班也在此时期开办，余傅山于明嘉靖二十二年（1543）十月十三日邀请汪宦、吴洋、汪双泉、黄刚、许明远、谢朴、汪宗进、丁翔等新安名医，在歙县城内乌聊山馆互相交流学术经验，同时汇集各自所带学徒集体讲课。明隆庆至万历初期（1567—1600）歙西潜口杨氏儿科、国家级非物质文化遗产项目歙县定潭张一帖内科相继于此时开始传承。明末叶文基由歙县至湖北武汉开设"叶开泰"药室，逐步发展为全国"四大药号"之一。三大著名通医进士汪道昆（1547 年进士）、许国（1561 年进士）、毕懋康（1598 年进士）也在此时期有医学活动。

明代歙县共涌现新安医家 189 名，其中 58 人编写医籍 129 种，出现名医世家 13 家、太医 15 位、通医进士 4 位。这一时期歙县医家在祖国医学发展史上谱奏了第一阶段的华美乐章，令人称颂！

清代（1644—1911）是新安医学之鼎盛时期。这一时期新安医家在世家的传承、经典的研究、辨证论治的规范、诊断学的进展、温病学的创立、疫病的防治、大型医学全书（类书和丛书）的编撰、重要中医教材的编写、中医临床各科的完备等方面，多管齐下，与时俱进，均保持良好发展势头。程敬通校刊重订唐代王焘《外台秘要》，保护了此珍贵医书存世的唯一版本。程钟龄《医学心悟》总结"八纲辨证""医门八法"。

"清代第一医家"叶天士为温病学奠基人,所著《临证指南医案》为中医临床必读之书。吴谦主编的《医宗金鉴》为清代太医院教科书和中医带徒之优秀教材。汪大顺治愈皇太后重病,获乾隆帝赐圣旨,并赐予汪大顺及其双亲官爵。吴澄所撰《不居集》填补外感虚损辨治空白。许豫和《许氏幼科七种》保赤子。南园、西园一源双流护重楼:南园郑梅涧、郑枢扶父子创"养阴清肺"法,首次治愈白喉。吴山铺伤科、上丰舍头程氏内科、野鸡坞外科、富堨新安王氏内科、蜀口曹氏外科、上里殷氏内科、江村江氏儿科、县城巴氏内科等相继开始传承。程文囿编著大型类书《医述》,该书是全面、精要、实用的参考书。程邦贤妻蒋氏创全国第一例小儿肛门再造手术。汪宏所撰《望诊遵经》是我国第一部全面系统的望诊专著。吴亦鼎编写古今罕见的灸法专著《神灸经纶》。

清代歙县共涌现新安医家 332 名,其中 148 人撰写医籍 347 种,出现名医世家 24 家、太医 6 位、通医进士 5 位。歙县新安医家用他们的聪明才智和奉献精神为祖国医学的发展做出了重大贡献,令人赞扬。

近代(1912 年至 1949 年 9 月)是歙县中医界团结克艰求生存和求发展的时期。一是度过一波又一波废存之争。民国元年(1912)底北洋政府颁布《中华民国教育新法令》,将中医中药排除在医学教育体系之外,歙县籍旅沪名中医余伯陶邀请众中医在上海组建神州医药总会,并被推举为首任会长,他联合 19 个省、市的同仁,组织"医药救亡请愿团"进京请愿,获得成功。1929 年 2 月,南京国民政府卫生部提出"废止中医案",再次激起全国各地的反对! 各地中医药团体、报社、商会等纷纷致电强烈反对,余伯陶领导神州医药总会邀请 40 多个团体联合行动,发表团结抗争的联合宣言。歙县本地中医界也积极响应上海中医界的抗争宣言,并委派毕霞仙前往上海参加会议。会后毕霞仙参加"请愿团"前往南京,向国民政府请愿抗议,再次获得成功。二是抗日战争时期,歙县中医界积极投入抗击日寇的活动。1938 年 4 月初,陈毅、叶挺先后从南昌来到歙县岩寺(今属安徽省黄山市徽州区),当年 4 月 4 日新四军军部机关撤离南昌,迁移到岩寺,就设在名医金雨时、金霁时兄弟家的"金家大屋"内。1938 年 1 月成立了抗日群众团体"歙县战地服务团",王任之任副团长,参与领导并直接参加该团的宣传、募捐、慰劳伤兵等各项活动。歙县中医公会开设"义诊所"开展义诊。歙县名医黄从周义务替抗日将士诊治疾病,于 1944 年获赠"医中国手"匾额。三是为了发展中医药事业,歙县分别于 1936 年、1946 年两次创办歙县中医学校。歙县旅外中医也在外地办校。如余伯陶从 1918 年起曾先后参与创办神州医药专门学校、上海中医专门学校、浙江中医专门学校、广州中医药专门学校等第一批早期中医教育机构。王一仁 1928 年曾参与创办中国医学院。许寿仁 1947 年自筹资金在南昌创办江西中医学校等。四是歙县在全徽州率先建立学术团体。1930 年 3 月 2 日,正式成立徽州历史上第一个团体——全国医药总会歙县分会,开始编辑《歙县医药杂志》。次年 9 月改组为歙县中医公会,团结全县中医开展学术活动等。1941 年根据歙县政府民字第 525 号令,歙县中医公会召开执监委联席会议,建议推选各科知名中医 21 人,于当年 9 月 20 日报县政府,经县政府批准,由 14 位名中医组成"中医审查委员会",负责办理中医审查登记工作。

1949 年 10 月至今,中华人民共和国在党中央、国务院的英明领导下,全国中医药事业都处于前进的发展时期,歙县中医也在党的政策支持下,得到长足的发展,取得了很大的成就。主要有:1956 年,王任之荣任安徽省卫生厅副厅长,一批歙县名中医由个体开业者调入省、市、县各级医疗机构成为国家公职医师;1962 年,歙县 5 位名医被聘为徽州地区人民医院名誉中医师;1957—1958 年,6 位歙县名医被调入安徽中医学院任教;1958 年秋,召开歙县中医献方献宝大会;1958 年,创办歙县中医学校;1978 年,歙县卫生局在安徽省第一个成立新安医学研究小组,率先拉开新安医学研究的大幕;1979 年,在安徽省范围内选拔中医药人才 500 名时,歙县被选入名老中医 3 名,录取老师 20 名,其中 4 名被调入安徽中医学院,另有宣城地区 3 名歙县籍中医同时考入该校;1985 年,歙县中医医院开诊,《歙县中医》杂志创刊;1985 年底,安徽省新安医学研究会创立;1986 年,歙县中医医院代表"南新安"出席全国县级中医药工作会议;1987 年,歙县中医医院承担安徽省科学技术委员会软科学课题"新安医学对祖国医学的贡献",1988 年底完成,获得专家评审组通过,并获得很高评价;1990 年,洪芳度编写《新安医学史略》,由歙县卫生局、歙县中医医院联合取得安徽省出版局批准印刷并内部发行;1990 年,歙县中医医院参展代表作为黄山市新安医学参展团副团长,在参加中国中医药文化博览会新安医学展览时,向参观展览的时任中共中央政治局委员、国务委员李铁映,时任全国政协副主席洪学智,时任中共中央顾问委员会常务委员杨得志等领导汇报新安医学及研究概况;安徽中医学院王乐匋教授等歙县籍名医陆续出版了一批有关新安医学的著作;2009 年,李济仁、程莘农荣获"国医大师"称号;2021 年 4 月,首届中国(黄山)新安医学发展大会召开,歙县的两名中医分别代表黄山市名老中医和基层医疗机构作大会发言;2023 年 4 月,第二届新安医学发展大会共评选出十位"新安医家",由安徽省、黄山市领导颁发牌匾,其中有 6 位是歙县籍名医,会上国学教授、歙县"张一帖"内科第 15 代传人张其成和"徽乡名医"胡吉分别作了学术报告;歙县新安名医世家陆续被批准为非物质文化遗

产的国家级、省级、市级、县级项目,一些名医后代被评为非物质文化遗产传承人,
不胜枚举。

　　近现代,歙县涌现名医及有一定影响的医家160人,其中35人撰编医籍82种,
新增名医世家5家。中医事业突飞猛进,令人惊叹。

　　歙县中医随新安医学萌芽、形成、发展、鼎盛、变革到创新发展,既主动走出去,
又积极吸收外来文化,融合形成歙县现代中医药,经历了漫长的历史,产生了众多医
家、医籍,形成了独具特色的理法方药体系,歙县中医药事业、产业、行业都更加规
范、更具规模!

第一章　歙县中医医家

一、晋 唐

罗文佑(250—?)

晋代原南昌柏林村人。父塘。同许逊学道。文佑9岁就读《道德经》,性善敦厚,尚道乐施。晋太康(280—289)初期,奉母命迁至歙县,觅轩辕故迹,既而结庐长春里,遂定居于此。长春里即古白沙山脉之长春山,位于歙县呈坎村(今属安徽省黄山市徽州区)。母卒后,葬于歙县灵金山北麓。他儒而好道通医,常采集草药为贫病者施医送药,深受村民敬仰。晋永熙元年(290),入黄山结庐炼丹。遗有其诗刻《白沙碑》,诗云:"万里无片云,秋空一轮月。影清碧寒潭,上下两澄澈。泉涌土龙宫,火炎丹凤穴。祥光彻底明,金谷尚中截。五气浑自然,一味从此结。推动阿香车,隐隐雷声烈。送我上昆仑,中天光皎洁。有能知应心,何必问丹诀?"此碑堪称新安第一碑,罗文佑为新安医家第一人。

羊 欣(360—432)

字敬元,东晋至南朝宋元嘉年间泰山南城(今山东泰安)人。少靖默,无竞于人,美言笑,善容止,泛览经籍,尤善隶书。父不疑为乌程令。羊欣曾任平西参军、楚台殿中郎。南朝宋元熙元年(420),出任新安太守。宋文帝重之,复任太守,前后共十三年,乐其山水,甚得适性。欣仕而兼善医术,公暇常给人治病,搜集民间单方、验方,从事医学研究,撰著《羊中散方》三十卷、《杂汤丸散酒方》一卷、《疗下汤丸散方》十卷。据陈延之《经方小品》序文记载:"羊中散所撰方有卅卷,是元嘉中于新安郡所集,皆是江东得效者,于世乃可即用。"羊欣所撰著作是可考的新安最早的医籍。

杨玄操

隋末唐初时吴(今江苏苏州)人。精于训诂,兼通医学。曾任歙州县尉,任职期间,公余曾对三国吴太令吕广所注《难经》之未解者及注释不详者,再加注释,并别为音义,以彰明其旨。经十年苦心研究,撰《黄帝八十一难经注》五卷。此书虽已佚,但其内容大部分保留在明代王九思辑《难经集注》中。另著有《黄帝明堂经》,成书于唐武德二年(619),现存残本。并撰有《素问释音》《本草注音》《针经音》《明堂音义》等,惜皆佚。

慧　明

唐武德年间(618—626)歙县人。本邑汪氏之子,信佛,兼习医业。当时在县城西五里天马山麓汪村建有寺院,汪氏子在此出家。时值民疾疫,医十不起一,有趋僧乞药者即瘳。时或抗旱,请祷辄应。力能使眇者视,跛者履,转俭为丰,时称"圣僧",因此名其刹为"圣僧庵"。明代汪道昆司马为圣僧庵增创精蓝,中为般若台。庵中有余伯祥太史写金刚经刻石,有黄柱所作壁画,许国、尤胐、王寅、方承郁皆有题记。庵左有洗眼泉,因圣僧慧明用此泉水为病人洗眼明目而取名。许承尧于民国二十六年(1937)曾题额"洗眼泉"刻石碑立于泉旁。经后代重修过的"圣僧庵"寺院与"洗眼泉"至今仍在。

志　满(714—805)

唐开元至贞元年间河南洛阳人。俗姓康,幼小之年,值其家命沙门陈佛会,志满意乐不舍,遂投颍川龙兴寺出家。闻洛下神会禅师法席繁盛,得之心要。后游黄山汤泉,结茅而居,习医懂药性,见黄连较多,旋采黄连,亦采其他药材,异常喜悦。后在黄山创建汤院,亦为人治病。唐永贞元年(805)卒,享年91岁。

崔元亮(767—833)

字晦叔,磁州昭义(今河北磁县)人。仕而通医,唐宪宗元和十五年(820)任歙州同制,在任期间广泛搜集新安医家的有效方剂,编成《海上集验方》。

陆　惨

唐代中期著名宰相陆宣公(仕而善医,曾编著方书《陆氏集验方》五十卷,喜歙县人杰地灵,思如有机遇,欲赴歙居住养老)之孙,唐天复三年(903)考取进士,授兵曹,仕而兼善医术,适逢调歙州任职,圆祖父居歙之凤愿,从此后代定居于歙县。

聂师道

字宗微。其祖父聂时泰由清江玉笥山始迁歙县。唐大中十一年(857),于得晦任歙州刺史,其从兄于方外来访,得晦在华屏山为兄筑问政山房。聂师道少年时拜于方外为师,后任吴国师,号问政先生。他先学道,后习医,中年后常采药,为人治病。

二、宋　代

舒　雅（约 932—1009）

字子正，歙县舒塘人。幼年好学，南唐时师从吏部侍郎韩熙载，又为忘年交。南唐保大八年（950）状元。入宋，累迁将作监丞、太常博士。宋太宗朝（976—997）充秘阁校理。太平兴国二年（977）合编《太平御览》《太平广记》。特别在太平兴国六年（981）参与编写了《神医普救方》，该书由贾黄中领衔编纂，参与编写的人员还有宗讷、刘锡、吴淑、吕文仲、杜镐等，历时五年，于雍熙三年（986）完成，共 1 000 卷，惜已佚。

曹　沔

宋开宝至景祐年间（968—1038）歙县岑川人。精医术，被召入太医院任太医，赐平和郎。

黄孝友（约 972—1036）

歙县东门外黄家坞人。北宋大中祥符年间（1008—1016），被御赐"太医博士"，名噪京都，善妇科。

朱翼中

自号大隐翁，宋歙县人。侨居湖上，著书酿酒。宋元祐、绍圣年间（1086—1097）大兴医学，起为医学博士。著有《北山酒经》。

张　扩（1056—1104）

字子充，歙县人。因其家族内有善医者，受其影响，少好医学。成年后赴蕲水（今属湖北省）拜庞安常为师，学习勤奋，在 60 名同门中，庞师尤喜张扩。后听说四川王朴精脉理，又不顾蜀道之难，前往学习太素之脉。数年后学术益精，临床施治，投剂辄效，名满京洛。著有《医流论》《伤寒切要》。

张　挥

字子发。张扩之胞弟。随兄学医,出师后与兄襄诊,行医于南京等地,后返歙县悬壶。宋高宗绍兴十七年(1147)资政公何铸谪任徽州太守,数次患病多赖其治愈,赞其"议论有据,切脉精审,为徽州医师之冠"。传子彦仁。

张师孟

字彦淳。张扩之子。继承父业,医术亦精。

张彦仁

张挥之子。得父亲之真传,亦以医闻名于世。传子张杲。

张　杲(1130—1210)

字季明,张彦仁之子。出身于名医世家,为歙县张氏医学世家的第三代传人。潜心医学 50 余年,医术精湛,学识赅博,文学精练,于宋淳熙十六年(1189)著成《医说》十卷。全书 49 门,记载了宋以前全国各地名医 116 位,并论述了针灸、诊断、杂证、养生等内容,取材面广,内容丰富,所搜集资料出处多有依据。《四库全书总目提要》曾赞云:"取材既富,奇疾险证,颇足以资触发。而古之专门禁方,亦往往在焉。三世之医,渊源有自,固与道听途说者殊矣。"该书是我国现存最早的医案体裁的医史传记,刊行于宋嘉定十七年(1224),后又东传朝鲜、日本,于李氏王朝成宗十五年(1483)、日本万治元年(1658)、日本万治二年(1659)分别刊梓。

洪　遵(1120—1174)

字景平,歙县洪坑(今属安徽省黄山市徽州区)人。仕而通医,宋乾道六年(1170)撰有《洪氏集验方》六卷。后有《宋人医方三种》排印本(1955 年商务印书馆出版)。洪遵与其父洪皓、长兄洪适、三弟洪迈均为进士,享有"一门四进士"之美誉。

洪　迈(1127—1202)

字景卢,号容斋,别号野处,洪遵之弟。宋绍兴十五年(1145)考中进士。历任两浙转运司干办公事、福州教授、左司员外郎、中书舍人兼侍读学士等。再召入史馆参与编撰《四朝国史》。终以端明殿致仕。在家从事著述,辑有《万首唐人绝句》《史记法语》《经子法语》，著有《夷坚记》《野处类稿》《容斋随笔》《容斋诗话》《容斋四六丛谈》等。《容斋随笔》是他的笔记荟萃，共 50 余万言，是我国古代笔记小说中不可多得的珍品，毛泽东同志生前非常爱读并珍藏，且在临终前 13 天还提出要读一读该书。该书中论述医药的内容有"医职冗滥""雷公炮炙论""外台秘要""矾石之毒""伏龙肝""茸附治疽漏"等十余篇。

黄孝通(1138—1206)

歙县城里人。出身书香门第，幼年习儒，熟读四书五经。因家族中有善医者，后弃举子业，专心钻研岐黄，遍读各家医学名著，尤擅妇科。宋隆兴元年(1163)赴京考试，成绩名列前茅，被宋孝宗御赐"医学博士"，入太医院任太医。因医术精湛，医德高尚，在太医院及京城名声显扬。宋宁宗庆元五年(1199)告老返乡，回歙县行医。后代多以医为业，至今已 800 余年，传承 27 代，代有传人，称为"医博世家"。《新安医学》(黄辉编著，2023 年 1 月安徽科学技术出版社出版)称黄氏妇科是"新安医学家族传承的典型代表，居安徽三大妇科流派之首，也是我国历史上起源最早、名医最多、门徒最众、传世最久、影响最大的妇科世传流派"。

黄　俊

黄孝通之子。继承父业，悬壶于歙县城内。

黄善广

黄俊之子。随父习医，以医名于世。

黄酉孙

黄孝通之曾孙，黄善广之子。从父学医，闻名于世。

黄念一

黄酉孙之子。幼习儒，后传承家传妇科医学。

黄贞寿

黄念一之子。随父学医。善妇科。

陆安国

北宋歙县贵溪人。陆宣公后裔,精医术,授翰林医官。上代即有业医者,从此陆氏家族中多为新安名医。

陆师夔

陆安国之裔孙。克绍祖传医业,擅疡科。

陆梦发

陆师夔之子。幼习儒,与文天祥同为宋宝祐四年(1256)进士,曾任明州知府、大府丞。因先辈以医术济人,故仕而通医。

陆文龙

宋末元初人,为陆梦发之三子,精于医学,曾任歙县医学正科。其后代有省吾、乔梓、晓山、彦功、厚载等先后业医,皆以医闻名于世。

胡　权

宋徽宗在位年间(1101—1125)任歙县丞。遇异人授以治痈疽内托散方。《医说》曰:"吾此药能令未成者速散,已成者速溃;败脓自出,无用手挤;恶肉自去,不假刀砭。服之后,痛苦顿减。其法用人参、当归、黄芪各二两,芍药、防风、厚朴、桔梗、白芷、甘草各半之。皆细末为粉,别入桂末一两,令匀。每以三五钱投热酒内服之,以多为妙。不能饮者,煎木香汤代之,然要不若酒力之奇妙。有人苦背疡,众医遏其技,恶疮而用药如是。"权固争之曰:"古人处方自有意弗验。"权示以此方,相目每以三五钱投而笑曰:"未闻治痈疡义。观此十种皆受性平和,大抵以通导血脉,补中益气为本,纵未能已疾,必不至为害,何伤也?"乃亲治药与服,以热酒半升,下六钱匕。少顷,痛减十七,数服之后,疮溃,脓血流迸,若有物托之于内,经月良愈。洪迈载此于《夷坚志》内,并谓"效验甚多,真神仙济世之宝也"。按:本方与吴谦《医宗金鉴》"托里透脓汤"有相似之处,但以大剂补托之法,加热酒以行药力,对虚寒痈肿固当有效。然大热大毒之候,宜于慎用。

许叔微(1079—1154)

字知可,宋代真州(今江苏省仪征市)白沙人。初业儒,屡试乡闱不第,直至宋绍兴二年(1132)方中进士。11岁时,连遭家祸,父染时疾,母患气中,百日之内,相继病逝。曾谓:"国无良医,束手待尽。"认为业医"可以养生,可以全身,可以尽年,可以利天下后世",故于业儒之外,"刻意方书,誓欲以救物为心",勤奋力学,医术精湛。著有《伤寒百证歌》《伤寒发微》等。曾任徽州、杭州教官及翰林学士,故又称其为许学士。在徽州任职时,注意搜集新安医籍。晚年选集平生珍藏经验方300多首,辑成《类证普济本事方》十卷。

张 横

据许叔微《类证普济本事方》卷七载:"徽州巫医张横,顷年缘事在推勘院,有王医者以医直宿,日夜与之,稔熟,口传'通经圆(丸)'方,渠甚秘之。后予得此方,以治妇人疾不可胜数。寻常血气凝滞疼痛,数服便效。"

方士繇

歙县人。朱熹在宋庆元元年(1195)为《伤寒补亡论》撰跋谓:"大病几死。适会故人王汉(伯纪)自金华来访,而亲友方士繇(字伯谟)亦自来,同视予疾,数日间乃粗有生意。"

王棐

《岭南卫生方》载:"歙县人王棐读书之余,留意医学,幸得其传,颇识方脉,就辟入南,研究此证(指瘴疟,引者注)于方书。至桂林延老医与议,则所说无异于所闻。始至苍梧,继宰柳城,后摄宜扬,今守南容。著《指迷方瘴疟论》,直述所闻见,以资聪明于万一。"

郑尚书

歙县人,在金陵用圣散子治伤寒,活人甚众。

赵必诚

字景忠,宋歙县岩寺人。悟岐黄之术,施利济之仁,遐迩德之。

三、元　代

鲍同仁（1292—1374）

字国良，号静轩，元代歙县棠樾人。鲍树民等编著《坊林集》在"棠樾村中已毁三坊"一节介绍的第一坊是"鲍同仁状元坊"，谓鲍同仁"姿禀清癯，有志操，读书博学，通蒙古国语文字，元泰定元年（1324）参加蒙古翰林院考试，考取泰定国书第一，即蒙古释褐状元、翰林学士，授全州学正"，曾任巢县、南康县主簿。元至正九年（1349）升承事郎，邵武、泰宁县尹，后任江西会昌州同知。历任皆有政绩。他还精通针砭之术，辞官家居，施医济人，治无不中。且于村之西南凿井以利众，水清冽，构亭其上，号令泉亭。明歙县儒士朱依撰写《棠樾四景诗》第二首《令尹清泉》即为此而写："泉因令尹（鲍同仁，引者注）著高名，邻里都传气味清。月转银床梧影淡，小窗频听辘轳声。"鲍氏著有《通元指要二赋注》《经验针法》，传门人洪徽甫。

洪徽甫

歙县人。幼习儒，后从鲍同仁学医，而业岐黄。

方义甫（1297—?）

元代歙县潜口（今安徽省黄山市徽州区）后市人。父方师圣官将士郎，夫人吕氏，监簿西城公女，元大德元年（1297）生义甫。翌年夫卒，亲以书教子，卒以节闻于朝，元至正年间（1341—1368）诏旌表之。义甫自幼不群，业儒通医，笃孝尚义，守臣尝举茂才不就，务以善养其族之孤嫠者，皆身任抚恤教育；遇歉岁必发廪以济贫乏。元天历年间（1328—1330），疫疠甚炽，虽疏远者亦躬问给药，死者备槥葬之，其处家皆为可法。

黄克让

黄贞寿之子，黄氏妇科第七代传人。精于妇科。

黄士安

黄克让之子。以妇科闻名于世。

黄永忠

黄士安之子。从父习医。亦擅妇科。

吴以凝

歙县人,工医。撰写《去病简要》二十七卷。

鲍元康(1309—1352)

字仲安,号燕斋,元代歙县棠樾人。父景增,与名儒郑玉友善。元康幼勤于读书,自经籍外,诸子、诸史、山经地志、岐黄医书、孙吴兵法、佛家经典、神仙家长生延年之说等,无不研究。而尤以行义为先。著有《燕斋集》。

汪汝懋

字以敬,号遯斋,又号桐江野客,元代歙县人,徙居淳安县。官浙江定海县尹五年。兼通医学,著有《山居四要》五卷行世。

黄　塾

元末明初歙县潭渡人。黄大寿曾孙,儒寿子。习儒通医,以医名世。自大寿至塾,五代同爨,邑里义之。

朱　升(1299—1372)

字允升,号枫林先生。其先世居于休宁回溪。少从学于同邑名儒陈栎、九江黄泽。元至正元年(1341)中进士,为池州路学正。蕲黄盗起,社会动乱,遂弃官归,即迁移定居于歙县石门。至正十八年(1358)二月朱元璋率部入徽州,驻扎在歙县玉屏山,因邓愈推荐,召问平定天下大计,朱升建言"高筑墙,广积粮,缓称王"三策,被嘉纳。翌年建"梅花初月楼"书室于故里,朱元璋为题匾额。吴元年(1367)授侍讲学士。明洪武元年(1368)擢翰林学士。自幼力学,至老不倦,治儒通医,著作较多,有《周易旁注图说》《尚书旁注》《枫林集》《枫林类选小诗》及医籍《诸家医书》等。元至正十五年(1355)朱升在南京郝安常家见《脉诀刊误》,乃借而抄其节要,藏在石门老家,后家人视为秘典,不轻示他人。明代祁门汪机闻之,乃备重礼,远涉石门其府上,拜见朱升后人,手录以归。汪机补缺正讹,定名《补正脉诀刊误》梓行于世。

四、明　代

鲍　宁(1391—1462)

字廷谧,号谧斋,明洪武至天顺年间歙县棠樾人。家世习儒,亦仕亦贾。宁幼丧父,颖悟嗜学,7岁能赋诗,人咸异之。通习经传,旁及子史,年十九,受徒讲学四载。旋挟古今书。两游古汴,历览齐、鲁、吴、蜀、楚之胜。归隐以求志,明天人之理,根事物之源而践其实。旁及阴阳、地理、医药诸家之说,无不究竟。复推以济人,远近之疾危而赖以痊者甚众。累荐不仕,隐居读书治学以终。子泰、能世其学。

方　鼎

明洪武年间歙县人。徙居合肥行医,治奇疾屡效,尝施药济贫,与名医李恒同驰名于合肥。合肥人盛赞当地名医,尝曰:"前有李恒,后有方鼎。"

程宏宾

明初歙县人。著《伤寒翼》。

汪　源

明初歙县人。著《保婴全书》。

许　宁

明代歙县人。著《医学理论》(或作《学理论是》)。

程　琎

字文炳,号宝山,程玠胞兄。通儒学,明医。师从于婺源汪济风,治病皆获良效,当时知名人士悉敬之。著有《经验方》《太素脉诀》。卒年60余岁。

程　玠

字文玉，号松崖。明景泰至正德年间（1450—1521）歙县西乡槐塘村人。出身名门，是宋高宗绍兴二年（1132）进士程元凤之九世孙，上代多为官宦。幼习举子业，少年时从明成化元年（1465）御史康用和学习经书，又随郭守正习星历学。因此通经史，尤精于天体、历法等，原拟凭功名入仕为官。又亲见胞兄程琏医术精湛，治病救人，业尊举善，乃矢志儒学与医术双修，博学多技，儒医并进。明成化二十年（1484）考取进士，官至观户部政，曾作为钦差奉使江南。入仕后仍研医，公余更喜精究中医经典，临证善内、外、妇、儿各科，终以医名于世，又以术盖于仕。俗有"医中国手"之称。留有传世代表著作《松崖医径》。该书分上、下两卷，其学术思想与特色主要包括：重六经辨证，颇多发挥；阐发"杂病准伤寒治法"；重脉诊，阐述二十四脉；重命门，完善六经分属病证；创"心肺同治"说，倡"同方异治"法。他还著有《大定数》《八门遁甲》《医论集粹》《太素脉诀》《见证辨疑》《脉法指明》等，但未见传世。

刘　锡

明成化至正德年间（1465—1521）徽州人。世代业医，善儿科。受家教传授，术益精。重视小儿病的预防。撰写《活幼便览》，前三十条首论保胎之理，次述受养之法，后百余条探究患病之源，并附有急救经验之方。于正德五年（1510）刊梓。

汪社育

字养德，号菜庵。业医，传子汪椿。亦善治蛊。

汪　椿

字仲龄，明弘治至嘉靖年间（1488—1566）歙县唐模人。汪社育之子。椿先从父业，后从师祁门汪机习医，治效卓著。著有《本宗谱》十卷，以及《颐斋医案》《医学先知》《八法针灸辨识》《子午流注图说》若干卷。

许　忠

明代歙县人。汪机之弟子。随师兄弟共同收集老师诊治案例，编成《石山医案》。

许尚志

明弘治至正德年间(1488—1521)歙县潭渡人。精业岐黄,为太医院太医。著有《进行医录》。

程　潢

明代歙县托山人。精于医,授周府良医。

程　柏

程潢之子,继承父业,授益府良医。

方子良

字天士,明弘治至嘉靖年间(1488—1566)歙县灵山人。工医,曾任太医院冠带医官。

陈　隆

号心田。擅治小儿痘疹,救婴儿险证而驰名姑熟(今安徽省当涂县)。

唐　仕

字信之,号琴山,明弘治至嘉靖年间(1488—1566)歙县岩寺人。唐本姓李,先祖唐廷隽公居歙县城内,时值元兵下江南,议歼五大姓,遂从国姓为唐以自别,讲学于紫阳书院。先祖文奎,号拙庵,以善楷书征入文渊阁,撰修《永乐大典》,迁居岩寺。仕于正德十一年(1516),以举人授临安知县,重教兴学,修学宫,销毁元武铜像,改铸文庙礼器,废白莲禅堂为书院射圃,创医学药局。治理三年,风俗顿改。曾任景州知州,后以养亲乞归。

项　祥

歙县人。善医。明弘治四年(1491)授徽州府医学正科,同年六月九日到任。

郑　宁

字七潭，歙县丰阳人。幼习儒。明正德二年(1507)赴考未取。自慨父亲年迈已
75岁，以事亲为重，遂改习医。认为古今方书常用药物不过两三百味，论述药物功用
各不相同，于是搜取诸书，相互参订，于明嘉靖二十四年(1545)编成《药性要略大全》。

朱崇正

明嘉靖年间徽州人。崇正于嘉靖二十九年(1550)修订重刊宋代杨士瀛编写的
《仁斋直指方论》和《仁斋小儿方论》，于每条后加注前贤医论，择选效方，弥补原书之
未备，改名《仁斋直指附遗方》和《仁斋小儿直指附遗方论》行于世。

余傅山

明代正德、嘉靖年间(1506—1566)歙县西乡余家山(又称富山)人。曾任湖北钟祥
县令。工儒通医。致仕归乡则行医业。嘉靖二十二年(1543)十月十三日盛情邀请新安
各县名医汪宦、吴洋、汪双泉、黄刚、许明远、谢朴、汪宗进、丁翔等人，在歙县城内乌聊山
馆欢聚一堂，互相交流学术经验，并组织为各自带教学生余渥、江某、吴某等讲课。这次
交流讲学的内容比较丰富，有医论、医话与医案，涉及脉法、伤寒、杂证、妇科、儿科等的
医论和治验。这是我国首次创办的中医学术讲座，也是第一次集体为学生讲课的创举。
余氏将诸位交流讲解资料整理汇编，后人见其为集诸家之论，立论切中实用而有创见，
故名之为《论医汇粹》。原为私人收藏手抄本，1989年4月歙县中医医院新安医学研究
室曾首次校注铅印问世。余傅山传医术于堂弟余午亭。

余午亭(1516—1601)

字淙。自幼功儒，为邑之秀才，受堂兄余傅山之教导，遂弃儒从医，专心苦读，其
曾孙余士勉回顾云："自轩岐以下，及百家之编皆潜心研究……万派汇宗，一旦心目
豁然，如重门洞辟，投入匕剂，无不桴鼓相应。"午亭编著有《诸证析疑》四卷，共载各
类疾病66症，载方875首，附医论病案若干则。全书论理详而有要，选方博而不杂，
宗古而不泥古，既是一部较为详要的综合性临床专著，又不失为一部切合实用的入
门精简读本。传子小亭、仰亭，孙幼白，曾孙士勉，玄孙之隽，来孙林发，晜孙卫苍，仍
孙昭令，延续八代。后世子孙当时有"大江以南良医第一"之声誉。并传门人吴昆，
亦为明代名医。

余时雨

字小亭,余午亭长子。以医名世。曾校订戴元礼《秘传证治要诀》十二卷、《类方》四卷。

余时庠

字仰亭,余午亭次子。曾任徽州府医官。

汪　理

明弘治至嘉靖年间(1488—1566)歙县岩寺人。精于医。

汪济川

号双泉,汪理之长子。继承父业而成新安名医,为乌聊山馆讲学者之一。曾与余傅山、汪宦等名医相与讨论岐黄之学,并为中医弟子讲授医学。

吴　洋

字篁池,明正德、嘉靖年间歙县岩寺人。参加乌聊山馆讲学,世业医。精医术。

黄　刚

明代徽州人。参加乌聊山馆讲学。

许民远

明代徽州人。参加乌聊山馆讲学。

汪宗进

明代徽州人。参加乌聊山馆讲学。

丁　翔

明代徽州人。参加乌聊山馆讲学。

吴　桥

字伯高。吴洋之子。自幼聪敏。父早逝后，即承父业，擅治伤寒、杂症，屡见神效。汪道昆《太函集》卷三十载有"世医吴洋吴桥传"，记叙了吴氏父子的生平业绩、学术经验，卷三十一共载吴氏医案 59 首，其中吴洋 6 首，吴桥 53 首。

吴和仲

明嘉靖末年至隆庆年间人。吴桥之长子，继承祖业，以医名于世。

吴文仲

吴桥之次子。从父习医，为歙县名医。

江　瓘(1503—1565)

字民莹，因"世家篁南(原歙县南溪南村，现属屯溪区管辖)"，故又称"江篁南""篁南子"。出身书香门第，初习儒，14 岁母暴病而故，后应乡试再次失利，又因积劳成疾、严重呕血，延十数名医诊治罔效，遂自研岐黄，闭门研读，贯通医理，自药而愈。乃则亦医亦儒，终因治病多愈，名声渐显，因此专攻医学，名冠江南。他经 20 年的努力，搜集上自扁鹊、淳于意、华佗诸人，下至元、明诸家医案，并附个人医案和家藏秘方，于明嘉靖二十八年(1549)年草撰《名医类案》，此为我国第一部总结历代医案之专书，但未最终完成全部定稿。

江应元

明嘉靖至万历年间(1522—1619)人。江瓘之长子，随父习医而工于医。

江应宿

江瓘之次子。初从父继承医业。青年时奉方伯叔父之命，游学于吴越、齐楚、燕赵等地，学习并采集先辈之医案和验方，继承父亲之遗愿，将未定稿之《名医类案》又用了 19 年时间进行补充并重新编辑完成。于明万历十九年(1591)刊行。全书十二卷，分为 205 门，医案分门别类记载，包括病情与治疗方剂等主要内容，具有很高的参考价值。

江应乾

江瓘之季子,传承父业,以医鸣世。

汪 辉

明代歙县城东上路人。善医。明正德年间(1506—1521)授兴府良医。

程 浃

明代歙县邑西表里人。以医鸣世。

江 诰

字宗召,明代歙县岩寺上渡桥(又名朱吴村)人。明初其先祖江金二勤俭起家,周穷恤匮,乡邦仰之,因居近河,无桥,公悯行人之病涉,遂捐资建桥,以便往来。上渡桥之名,缘自此矣。诰任北京太医院医官。一门诗礼,代不乏人。

陈 龙

明正德、嘉靖年间歙县县城人。世业医。闻名于世。享年80余岁。

陈绕尧

明代歙县县城人。世业医。为歙县名医。

陈应熊

明代歙县县城人。祖传世医,以医名于世。

汪士顺

明代歙县人。编撰有《芝谱》《菌谱》。

胡 镒

号菊源,明代歙县东关人。善医。明嘉靖年间(1522—1551)授太医院医官。其先祖嵩、崇兄弟同登宋淳祐四年(1244)进士,郡守饶虎臣立"双桂坊"以旌之。世代以"双桂胡氏"称之。

方有执(1523—1599)

字中行,别号九龙山人。歙县西乡灵山(今属安徽省黄山市徽州区呈坎镇)人。早年习儒,后因两任内人殇于中风伤寒,五个儿女皆病故于惊风等急病,加之本人也患过大病,于是发奋研习医学,尤其致力于《伤寒论》的研究。他认为《伤寒论》其书,代远年湮,早已失仲景之旧貌。主张治伤寒要"心仲景之心,志仲景之志以求之",以返还其本来面目。他寻求端绪,潜心考据,于1582年编成初稿,1589年修改完成《伤寒论条辨》。《伤寒论》经过他的考订编次,在后世医家中引起极大反响,拉开了伤寒学派内部派系争鸣的序幕,促进了仲景学说的深入发展。他对《伤寒论》重新编次篇目,采用削、移、删、改、拆、合、加等方式重新编次条文,并对"六经""风寒中伤营卫"等作了新的阐述和发挥,成为《伤寒论》"错简重订说"创始名家。高校教材《中医各家学说》称赞"他敢于破旧、勇于创新的精神,推动了伤寒学派内部百家争鸣,是发展仲景学说的关键人物之一"。

汪良彬(1504—1581)

字文质,号双塘,明代歙县松明山人。博习诸家。先随父为贾,后因治母病,益攻医术,聚藏医书甚多。子道昆受其教诲而通医。

汪道昆(1525—1593)

字伯玉,号太函、南溟,汪良彬之子。道昆颖敏力学,博学多艺,以诗文名海内。明嘉靖二十六年(1547)中进士,历任义乌县令、武选司郎中、襄阳知府、福宁兵备、按察司使、右金都御史、湖广巡抚、兵部右侍郎等。与王世贞并称为"南北两司马"。主要著作有《太函集》《南溟副墨》等,文、史、诗合璧。尤善戏曲,著有《高塘梦》《五湖游》《洛水悲》《远山戏》《唐明皇七夕长生殿》等杂剧。受父亲之熏陶,亦爱好医学。《太函集》不仅有医家吴洋、吴桥的相关记载,还有为歙县名医兼诗人江瓘撰写的《明处士江民莹墓志铭》及为休宁名医兼画家丁瓒所作的传记等。

吴时起

明嘉靖至万历年间(1522—1619)歙县长岭人。本业商,兼通医术。尝从汪道昆之父良彬贾于浙江兰溪。汪良彬善医，因贾人多暇，劝时起学医。时起涉猎古今，尤喜读史。汪良彬劝之云"史固有言，治生不待，危身取急，则贤人勉焉，医是也"，"且百工老则废业，医老将益精，时起勉，毋用为史也"，遂尽发所藏医籍授之。时起即矢志习医，朝夕诵读，冬夜拥一被，手和药丸，口读医书不辍。复从同邑名医江瓘授学，瓘不旬月悉笔授之，医术大进。及入城市行医，士大夫争相延致诊疾，以上客客之。晚年归歙，郡中患者纷请其治病，历时十年，终以医术。

许　国(1527—1596)

字维桢，号颖阳，歙县县城人。明嘉靖四十四年(1565)进士。历任礼部、吏部侍郎，升礼部尚书兼东阁大学士、少保兼太子太保、武英殿大学士，加恩赐于歙县建造"八脚牌坊"，被称为"东方凯旋门"。著有《许文穆公集》。他在习儒之余，也喜爱医学。据载，明嘉靖二十八年(1549)许国闻知江瓘在家中编撰《名医类案》，特往篁南拜访，求教医术，抄录一些单验方藏在家中，不时翻阅，亦为人看诊。明嘉靖三十六年(1557)曾往城西圣僧庵，面对高僧慧明画像，伏地参拜发誓："吾不为良相，亦誓为良医；不为良医，定誓为良师。"明隆庆元年(1567)许国出使朝鲜，曾带有医生随行，朝鲜国王派来的迎接使者中有医官柳珉，许国特作诗以赠柳珉，除以政事为主，亦稍作医学交流。明万历十四年(1586)为《名医类案》写作序言，对名医江瓘父子的医术多有褒奖。

陆省吾

明初歙县人。出身新安名医世家，为元代名医陆文龙之裔孙。善医，以家学游山东，俱尚郡主，声名赫熠。

陆乔梓

陆省吾之子。从父习医，医术精湛，足迹几遍天下，而全活不可胜计。

陆晓山

陆乔梓之孙，承家学而习岐黄。据明初医家黄仲理所撰《伤寒类证》一书，加以发挥，稿成尚未付梓。后由其子彦功整理刊行。

陆彦功

陆晓山之子,明成化、弘治年间(1465－1505)人。继承父业,医术益精。成化中,召入京,官太医院。治愈中宫之疾,大显国手之功,赐冠带膳帛。医名日著。将父亲所编写《伤寒类证》,加以阐发,重加整理,于明弘治十二年(1499)编成《伤寒类证便览》十一卷,刊刻流传于世。此书便于读者因门寻证,因注绎理,因法治病,因方遣药,故取名"便览"。

陆厚载

陆彦功之子,继承祖传医术,以医鸣世。

张政鸿

明代歙县人。随舅父陆彦功习业岐黄,悬壶于世。

吴以顺

明代歙县人。从师陆彦功习医,善医。

吴正伦(1529—1568)

字子叙,别号春岩,自号春岩子,歙县西乡澄塘(今属安徽省黄山市徽州区潜口镇)人。一生坎坷,幼年丧父,家贫不能从师,则先自学。常养鸡售蛋以购医书,典当衣物以补家用。15 岁即博览群书,酷爱医学。为提高医技水平,曾游历于三吴地区,拜浙江德清县名医陆声野为师。壮年游齐燕,后至京城行医。医术高明,疑难危症应手取效,在北京治愈多位公卿重病,名闻遐迩。特别是后来治愈明穆宗贵妃和时在襁褓中的明神宗之重病,而获得穆宗之赏识,更加名噪京城,著有《脉症治方》。在外感病诊治、脏腑辨证、养生等方面均有所发挥。吴正伦英年遇害早逝,但传医术于子孙,成为歙西澄塘吴氏医家之始祖。

吴行素

字居易。吴正伦长子。以儒入仕,兼知医学。

吴行简

字居正。吴正伦次子。父亲被害时,仅 15 岁,扶父丧从北京返歙。苦读父亲留下医书,继承医业,并垂之于后世。

吴行兆

字居可。吴正伦季子。儒而通医。

罗慕庵

名周彦,字德甫,号赤诚,歙县人。以儒通医,精研医书。南游吴楚,北涉淮泗,结交医学名流,医术益精。后侨居江苏泰州行医。治病不计酬。疫病流行时,捐资修合丸散以济人,活人无数。编成《医宗粹言》于明万历四十年(1612)刊行,其中第四卷《药性论》有单行本刊行。

程尧夫

明代歙县人,业医。

程惠生

程尧夫之子,以医名于世。

程明佑

字良吉,号岩泉。明代歙县人。幼好学,后攻医,医术高明。以医闻名于世。

方　音

字舜和,明代歙县岩寺人。爱好医术,喜蓄秘方。经商淮阴(今属江苏省淮安市淮阴区)时,见书生孙一松穷困,赠之以金,不告姓名。后方音抵越,途遇一松,邀至他家,跪拜谢金,方音不受,乃出秘方授音,从此医术入神。明正德年间状元唐皋微时,音常赠药以济贫苦。后皋为学士,与音结为莫逆之交。音殁后,皋为之立传。

方一成

字以明,号长塘。方音之子。寓北京行医。参加"一体堂宅仁医会"。

方德甫

方一成之子。随父习医,以医名于世。传子嗣塘。

方嗣塘

方德甫之子,随父学医,悬壶于世。

方孝绩

方嗣塘之长子,继承父业。

方孝儒

方嗣塘之次子,亦随父习医,以医名于世。

黄自全

字友梅,明代歙县人。善医,寓京行医。曾任礼部儒士。明隆庆二年(1568)参加"一体堂宅仁医会"。

许国忠

字惟臣,号慕庵,明代歙县人。工医,寓居北京悬壶。明隆庆二年(1568)在北京参加徐春甫组织的"一体堂宅仁医会"。

黄凤至

字圣期,明代歙县人。善医,在北京行医。明隆庆二年(1568)参加"一体堂宅仁医会"。

巴应奎

字子文,号西涣,明代歙县人。悬壶于北京。明隆庆二年(1568)参加"一体堂宅仁仁医会"。编著《伤寒明理补论》《阐明伤寒论》。

程道南

字希扬,号灵谷,明代歙县人。精于岐黄,行医北京,明隆庆二年(1568)参加"一体堂宅仁医会"。

吴　昆(1552—1620)

字山甫,号鹤皋,吴正伦之族侄孙。因能洞察岐黄之奥旨,人赠雅号参黄子。歙县西乡澄塘人。出身书香门第。幼年英异,为文藻思横溢,因科举不售而投举子笔,专攻岐黄。15岁拜余午亭为师苦读3年,"与师谈论,咸当师心。继由三吴循浙,历荆襄,抵燕赵,就有道者师受之焉","未及壮年,负笈万里,虚衷北门,不减七十二师",于是医术大进,先后在宣城、当涂、和县悬壶,医名显赫,活人无数。他在明万历十四年(1586)首撰方剂学注释专著《医方考》,全书6卷72门,搜集医方540首,其中有107首为该书首载,如创制六和汤、知柏八味丸、清气化痰丸等名方。该书着眼临床,切合实用,是我国第一部注释方剂的重要著作,16世纪就传至日本、朝鲜及东南亚各国,影响很大。吴昆还著有《针方六集》《参黄论》《药纂》等医籍。明万历二十二年(1594)吴昆刊梓《黄帝内经素问吴注》时,门人江子振等共同参校。

江子振

字菊潭,明隆庆、万历年间(1567—1619)歙县人。善妇科,传其术者九世。

毕懋康(1575—1644)

字孟侯,歙县县城人。20岁中举人,明万历二十六年(1598)中进士。以中书舍人授御史,巡按陕西,改按山东,后为南京通政史,升兵部左侍郎。兼通医学,辞职归里后,著有《医汇》十五卷。并著有《西清集》二十卷、《管涔集》五卷等。与汪道昆、许国、方宏静结为忘年之交。这三位皆为仕而通医的著名新安进士。

毕懋襄

字君平,明代歙县人。郡诸生,寻入太学,好博雅。十入棘闱得一榜,数奇不售,遂弃举子业,以山水自娱。晚精岐黄,宗丹溪。里中饥疫,全活甚众,著有《医荟》十八卷。

杨守伦

明隆庆、万历年间(1567—1619)歙县潜口人,善医,尤精儿科。为歙西潜口杨氏儿科之始祖,已历 400 余年,传今 15 代。

杨有学

杨守伦之子。随父习医,悬壶于世。

杨于廷

杨有学之子,幼习儒,后从父亲学医,颇有名声。

杨遂梁

继承父亲杨于廷祖传儿科医术,悬壶于世。

郑时庄

明代歙县人。善医,编著有《药性撮要》《医方秘旨》。

黄侁

字谷如,明代歙县人。精于医术。撰写《黄帝内经素问节文注释》十卷,明万历四十七年(1619)刊行,并著有《黄侁医案》。

吴希尹

明代歙县北岸人。任太医院佐。郡守蔺先生赠"德寿双高"匾额。

江天耀

明代歙县江村人。任太医院吏目。

项有诚

明代歙县小溪人。明代太医院御医。

吴勉学

字肖愚,号师古,故其居称"师古斋",明万历年间歙县丰南(现安徽省黄山市徽州区西溪南镇)人。学识渊博,藏书充栋,又研习医学。家中设有"师古斋书坊",毕生精力投于出版事业,出资十万两银子,校刊经史子集及医书数百种,校刊印刷十分精细,为明代新安一位兼通医学的徽商和大出版家。他在新安医学史上有三大主要功绩:一是在明万历二十九年(1601)校刊了大型中医丛书《古今医统正脉全书》44种215卷;二是出版了一批医学著作,如辑刊了《丹溪心法》《本草蒙筌》《痘疹大全》《儒门事亲》等医学著作;三是自己搜集单验方,编写了《师古斋汇聚简便良方》。为保存古代文献资料、传播中医论著、发展祖国医学做出了一定的贡献。

潘仲斗

歙县人。善医,著有《伤寒考证》。

程　鼎

号前溪,明代歙县云雾塘人。性明敏,笃志好学,为人轻财仗义,乡党遵信其德。以医鸣世。尤能吟咏。授将仕佐郎,著有《前溪渔唱稿》。

程　格

程鼎之子,号云汀。谦和好善,喜闻过,克绍先业,授徽州府医学正科。代巡唐、刘二公保荐太医院任医官。

方　遵

号梅月,明代歙县岩寺人。悟岐黄之术,通曾杨之旨,诗礼咸通,缙绅推重。

黄文敬

号拙庵,明正统至弘治年间(1436—1505)歙县虹村人。善大书,明医,博施。郡守彭公礼重之,篁墩程公敏政及诸公咸赠诗文序记。俱见《杏林手卷》。

黄启义

黄永忠之子。黄孝通之第十世孙。继承祖传妇科医业。以医名于世。

黄 昌

号德斋,明代歙县城东黄家坞人。为新安歙县黄氏妇科始祖黄孝通同族第十代后裔,亦精于医术,授徽州郡医学录。

黄彦清

黄启义之子。先习儒,后攻医术,亦精于妇科。为黄彦荣之堂兄。

黄 嵩

黄彦清之子,随父习业岐黄,擅妇科。传子黄源。

黄 源

黄嵩之子。随父习医。医术精湛。

黄大有

黄源之子。随父学习祖传医术。妇科疗效颇显。传子鼎铉。

黄彦荣

号东鸣,黄孝通之同族十一代裔孙。以医鸣于世,擅妇科。辑有《医学启蒙》《胎产节要》,惜未见。福建中医药大学吴童教授发现黄彦荣撰写的《黄氏女科》手抄本,经过校注,于2017年列入《中国古医籍整理丛书》,由中国中医药出版社出版。传子玺。

黄 玺

号抱真。黄彦荣之子。继承祖传医业。有义行,尝抚恤孤寡侄儿。

黄 纲

号菊潭,黄玺之侄孙。亦以医鸣于世。

吕应亭

明正统至弘治年间(1436—1505)歙县李村人。以儒医鸣世。

何　锦

号三塘,明代歙县永丰褒家坦人。以医鸣于世,士大夫无不爱其敬焉。祖母鲍氏,年七旬,病瘫痪,不离床,治汤药二载,祖母病获瘳。修宗谱,柱史王公序其首,教谕鲍公跋其后,以敦族,复择术改葬三代,及葬宗族之丧而设宗族祭田。大司徒潘公曰:"夫择术置身,仁也;以仁率亲,孝也。一铭可以教天下之仁孝,惟先生其图之。"乡士夫亦以文赠,彰其德,乐于活人而无计利之心,尤医之难。锦出身仕宦之家,先祖有棠、杲、栗兄弟三人为宋靖康元年(1126)同榜进士,号称"三凤"。南宋初有忠立,科中状元,入翰林学士;忠直,科中探花,入翰林侍讲;忠正,科中榜眼,入翰林修撰,兄弟同及第,号"三杰"。

方增庆

明代歙县忠塘人。习医,乐义。间尝伐石以利艰涉,制药以济病,买椁以收贫骨。

吴泰寰

歙北徐村人。通内、外科,为徽郡名医。

吴赓载

歙北徐村人。通内、外科,为徽郡名医。

胡清隐

明代徽州人。在医学上名震一时,被奉为神工。

程　伊

字宗衡,号月溪,歙县人。世业医。初学儒,后专攻医学。精通医理。尝谓:"可以言传者,药之名也;可以意得者,方之义也。"为学医启蒙之计,乃撰《释方》四卷〔成书于明嘉靖二十六年(1547)〕、《释药》四卷、《脉荟》二卷。又编《医林史传》四卷、《医林外传》六卷、《史传拾遗》一卷。以上六书,合为《程氏医书六种》。

程玄宝

明代歙县冯塘人。先隐居教读,后以医鸣世,辑(一说集)《太素脉诀》五卷,大夫咸赠序记,乡称善士。为清嘉庆、道光年间名医程有功之先祖。

江应全

字左衡,明代歙县江村人。父病故于楚,妾万氏遗腹生应全,与嫡同心矢志抚孤。应全兼尽孝善,尝与妻杨氏同割股救治嫡母,为两母居丧,各庐墓三年。精通医理,著述有《汤剂指南》《活人心》。寓居东台(今江苏省东台市)20年,后人犹称述之。

汪若源

明代歙县人,善医。著有《汪氏痘书》,有明鞠鼎衡旭沧重刻本,今藏于安徽博物院。

何寅初

明代歙县人,业医,擅疡科。

何公若

明代歙县人,行医于歙,精疡科。

洪廷镇

明代歙县县城人,以医为业,擅疡科。

洪钦铭

明代歙县县城人,以医为业,擅疡科。

洪文衡

明代歙县县城人,业医。

洪少岗

明代歙县城邑人,以疡医名于世。

程从周(1580—?)

字茂先,明代歙县人。寄籍芜城(今江苏省扬州市)。初习儒,继业医,精研方书,访师于江浙凡 20 年。曾行医于扬州,诊治多显效。后出其诊籍,于明崇祯五年(1632)编成《程茂先医案》。

张守仁(1550—1598)

字立仁,明嘉靖至万历年间歙县定潭人。以农为业,遇隐士授以"劳力伤寒末药方",依方制药,治疗外感风寒、内伤饮食,效果颇佳。此方由 18 味中药制成,又称"十八罗汉"方。治病往往一剂见效,嗣后渐有盛名,被称为"张一帖"。为歙南定潭"张一帖"内科之始祖。历时 400 余年,传今 16 代。

张凤诏

字以挥,张守仁之子。继承父业,医术益精,擅治急性热病及疑难杂证,"张一帖"之名声更显。

吴 琯

明代歙县人。尝见明代医学家薛己之著作、校正之医书及治病方案等很多遗失,遂按经络分类,论述内、幼、妇、外四科,编撰成《薛氏医书二十四种》于明万历年间梓行。对保存薛氏的医学文献、发展医学事业做出了贡献。

程明助

字良辅,明代歙县人。程明佑之弟。明助少时患寒疟,某医误投附子,遂成热病,鼻赤如火,屡治罔效。后发奋学医,博极古今方书,遂以医知名。尝谓:"今人以世承平,皆早婚,食厚味,故疾多阴火。"其治法宗刘河间、朱丹溪。对当时批评早婚之危害有一定意义。

方 超

明代歙县人。幼习儒,后习医。曾寓居合肥悬壶。传子方仁。

方 仁

明代歙县人,为邑之秀才。随父习医,亦工医。

潘 相

明代歙县郡城东人。天性孝悌,博览经史,工于诗画,尤邃医学,乡人称其为"一乐先生"。

阮 弼

字良臣,号石泉,明嘉靖年间(1522—1566)歙县岩寺人。家本富饶,因其父乐善好施,孜孜务振人之急,致家道中落。弼幼读书,日诵数千言,旋以家贫而弃儒习医。后因城内中医多,乃改行赴芜湖经商。芜湖为长江下游都会,加之其善经营,重质量,受到商号之推重。开设染局,浆染纸张、布匹,四方商人云集,争购转销全国各地,复遍设分局于诸要津,被推为商界祭酒。

曹 昌

号鉴泉,明代歙县佳源人。祖父希晦与伯祖希曾"弟兄以非狱争死,当道免之,郡守龙公赠书'尚义'"。昌以医闻名于世,著有《鉴泉三要医书》,寿膺冠带医官。

曹 高

曹昌之四弟,亦以医鸣世。

方 环

明代歙县磻溪人。深明医理,博施济贫。

刘 儒

明代歙县刘村人。先祖刘沆登大中庚辰(860)榜第二,官至兵部尚书,拜相。儒年十六,寻父至南阳,父卒,扶柩归而并葬五丧。侍伯母,抚诸弟同居。亦以医鸣。乡称孝义。

程晨峰

明代歙县人。工医,著《经验痘疹治法》,有明嘉靖十八年(1539)新安程锐书跋。

孙景思

明代歙县人。著有《医论》。《续医说》云:"蔡西山《脉经》有'论三焦'一篇,后引《礼运记》曰:'上焦若窍,中焦若编,下焦若渎',然未曾发明其义,新安孙景思推其义而解之。"

方　锡(? —1573)

字天宠,明嘉靖至万历年间歙县岩寺人。家世服贾,尝贾于金陵(今江苏省南京市)。因真州(今江苏省仪征市)当江淮之交,去金陵百里,为当时漕盐都会之地,贾人治生,宜莫如真州为便,父然其言。其经商货物,为自鄱阳贩运景德镇瓷器至真州出售,转毂不绝。兼习医,精岐黄术,曾授太医院吏目。

汪　宥

又名楫,明代歙县篁墩(今属安徽省黄山市屯溪区)人。以儒医名。同校宗谱,倡置祭田。

闵泰祥

字时瑞,号省轩,明代歙县岩寺人。笃行孝友,抚甥侄二孤,全姊嫂二节。尤精于医。金陵、信人多德之。卒于家,人共哀之。

胡懋观

字以享,号松崖,明代歙县岩寺人。乐善好施,尤精于医。济人不求其报,著有《医学心传》,都宪汪公状其实。

程　仑(? —1627)

字原仲,号星海。明万历至天启年间歙县人。少习举子业,因病中辍,而学岐黄家言。悉心探究历代医学著述,自学7年而通其术。后负笈吴、楚、梁、宋、燕、赵、齐、鲁等地,前后凡20年,尤在燕地羁留最长。投剂辄效,闻名于世。明万历四十七年

(1619)徽州人方天衢致书索《伤寒杂证》书稿刊行,因该书尚未完稿,于是将平时录藏之临床心得题名《医按》奉寄。于明天启元年(1621)刊梓《程原仲医案》六卷,其中验方一卷。《伤寒杂证》尚未见传世。

洪 玥

明歙县洪坑人。幼孤家贫,拾薪养母。初攻儒书,后以母病业医。精通《素问》《难经》诸书,尤擅外科,疗效显著。著有《外科秘要》。

方 达

字惟望,明代歙县岩寺人。曾任太医。明嘉靖三十四年(1555),倭寇50人入歙,歙人不见兵革,惶恐闭城,民则逃入山谷。方达奋然曰:"溃贼五十人何难,而自乱也!"急召逃民返家,组织力量抵抗,各村保俱团结自守,倭贼乃遁去。

吴道川

名意。明万历年间歙县岩寺人,徙居杭州。医名颇著,擅男、妇、幼科,疗效较显。明万历十五年(1587),浙地疫疹流行,求治者甚众,日诊百余人。其治病之经验,曾传给芜湖丁氏。

吴元溟(约 1561—1642)

字澄甫,歙县岩寺人。吴道川之子。随父徙杭州。16 岁时,其母重病,遂从父学医。医道日进,曾为光禄寺署其丞。与同郡汪道昆、云间陈继儒、嘉定黄淳耀交往甚密。晚年总结父亲临床经验,编撰《痘科切要》《儿科方要》。

郑赤山

歙县郑村人,郑为左的曾祖父。郑于丰、郑于蕃的高祖。明嘉靖年间开始业医。

汪光晃

明代歙县人。因经商致富,专务利济族内孤苦者,按月赠粮食,设茶场解路人渴,制棉衣给无衣者御寒,施医术救治病人,设义馆以教无资延师者,舍棺木予无力安葬者。如此施行慈善之爱心行动数十年,所费金数以万计。

吴福仕

明代歙县徐村人,擅于疡科。

吴静川

明代歙县徐村人,精于外科。

吴继川

明代歙县徐村人,善疡医。

吴晴川

明代歙县徐村人,以疡医鸣于世。

周于藩

字岳夫,明代歙县人。擅用按摩推拿术治疗小儿疾病。明万历四十年(1612)撰著《小儿推拿秘诀》。并撰《小儿按摩术》四卷,由清代医家张振均于1888年改编更名《厘子按摩要术》四卷行世。

吴　泰(约 1578—1678)

字延之,明万历至清康熙年间歙县人,尝流寓上海。《宋元明清书画家年表》据《海上墨林》称:“吴泰万历六年(1578,引者注)生,康熙十七年(1678,引者注)时年一百一岁,徒步二十里,访张世柯,剧饮清谈,无异少壮。书画均精妙,为董其昌(1555—1636,引者注)、陈继儒(1558—1639,引者注)所推重,著有《研庐稿》。亦精医,明末征为太医院御医。后卒于黄渡。”

王守诚

字心堂,歙县人。自芜湖移居全椒县行医。精医术,遇重症投药辄效。为人谦恭好施,治病不计酬,亦不言功。

胡 玠

明代歙县路口人。有善行,知医理,著有《居家十慎》,其中五曰"慎产",六曰"慎医",并撰《竹轩诗集》。

吕铉宝

明代歙县方加山人,工医。

王绍隆(1565—1624)

名继鼎,歙县人,后徙居杭州,成为浙江名医。少孤,因其祖传世医,乃精研岐黄。与当时名医卢复交往甚密,曾为其子卢之颐讲授《黄帝内经》《金匮要略》诸书。明万历四十年(1612)潘楫拜其为师,初命读《灵枢》《素问》,次第授《神农本草经》《难经》《伤寒论》《金匮要略》《脉经》等,随读随讲,且不拘形式,如此三年如一日,师徒交谊甚厚。绍隆师逝世后,潘楫于清顺治七年(1650)著《医灯续焰》二十一卷,以阐其师之学,并且仿师教学之法,教授了一批学徒。杭州倪朱谟在明天启四年(1624)编写《本草汇言》之前,曾向王绍隆请教,获得王氏对药物的论述,收载于书内。

程 锐

明代新安人,善医。他认为诸家痘疹之论,每多是非混淆,取舍不定,词义难明,不便施治。于是在明嘉靖十八年(1539)编辑成《治痘方书》。有人以为本书即程晨峰之《经验痘疹治法》,待考。

黄鼎铉(1566—1644)

字百遂,号渭滨,歙县县城人,新安黄氏妇科第十五代传人。幼习儒学,后承祖传医术,精于妇科。明崇祯八年(1635)贵妃田姝患血崩重候,遍请太医及京都名医诊治罔效,崇祯帝诏令全国各地举荐名医,当时御史叶高标刚从歙县知县提升京城方年余,故特推荐鼎铉医术。黄氏奉旨入京诊治,服药一剂,出血大减,再服一剂,出血即停,续服药一月病愈。崇祯帝异常欣喜,对黄氏赞赏倍加,欲任他为太医。但黄氏婉言谢绝,坚持要回歙行医。崇祯帝一再挽留仍坚辞,于是亲设宫宴款待并为他送行,由相国方逢年陪席。崇祯帝还令方逢年题写"医震宏都"匾额赠送,以示嘉奖。黄氏妇科因此不仅在江浙而且在京都亦获盛名。

黄宗曾

黄鼎铉之子。从父习医,以医名于世。

洪　基

字九有,歙县人。业儒,亦深爱医学,四方访求名医,历 20 余载,求得方剂数以万计。特选其神效切用者,制成丸散以施病人。于明崇祯十一年(1638)编成《胞与堂丸散谱》四卷,云阳张夬为其题谱曰《摄生秘剖》,故一书有二名。备录丸散之功效及立方深意,其中以养生之剂居多。并编著《摄生种子秘剖》《房中奇书》《种子方剖》,与《摄生秘剖》合称《摄生总要》。

闵道扬

新安人,善医。著有《医指如宜方》四卷、《医学集要》五卷、《伤寒纂要》二卷,均佚。尚著撰《全婴要览》二卷,有清刻本。

汪　黖

徽州人。精于医术,擅治痘疹,著有《痘疹玄言》二卷、附录一卷。

孙在松

歙县人。工医,著《伤寒捷径书》。

杨　慎

歙县人。善医,撰《素问草略》。

吴　纪

号文峰,歙县石岭人。颖悟过人,业儒精医。

程天拱

字向中,歙县岔口人。邑庠生,博学嗜古,通医。

徐紫桐

歙县徐村人。三国时徐庶之后代。出生于孝行之家。紫桐遇异人传授,依方制药,治愈母疾,后遂业医。

徐荣禄

徐紫桐之后人。亦工医。

郑仲实

号痴隐居士,明万历年间歙县人。精医术,有名气。万历二十八年(1600)进士。程寰为首次校刊程玠所著之《松崖医径》作序中曰:"良医痴隐郑君,仁术振响,得家先达之谛传。国手当家,辑诸秘藏之记载。"

叶文基

明万历至清顺治年间(1573—1661)歙县东乡蓝田(今属歙县溪头镇)人,叶天士之族叔祖,族中有叶封山、叶隆山等名医。早年习医于故里,得新安名医之真传。后于明崇祯十年(1637)至湖北汉口鲍家码头创建叶开泰药室。边悬壶治病,边开店售药,并自制"八宝光明散""虎骨追风酒"等中成药销售。因药效灵验,薄利多销,声誉日盛。

程东谷

歙县人。精于医术,传子心宇。

程心宇

号岐滨,程东谷之子。幼习儒,后改习医。得父亲之真传,苦学勤思,多有心得。进而访天下名医,与方龙山、方嗣塘、何肖充、姚少琼、汪炉峰、黄万山、夏少江等诸位名家讨论医学,并博览医籍。每治一病,则记其方案,附以读书、切磋、精思之所得。传子嘉祥。

程嘉祥

字少岐。自幼习儒,后随父程心宇学医。潜心医理,重视探究病证之始末,治病每获良效。明崇祯七年(1634)将读书心得、临床经验、家传秘旨编成《程氏家传经验痧麻痘疹秘要妙集》五卷。崇祯年间(1628—1644),曾翻印李时珍的金陵本《本草纲目》。

叶封山

明隆庆至天启年间(1567—1627)歙县东乡蓝田(今属歙县溪头镇)人。善医。此后为祖传世医。为医学家叶天士之曾高祖父,传至叶天士之暴孙叶枀兄弟三人,共十代业医。

叶隆山

叶封山之子,随父学医而精于医。为叶天士之曾祖父。隆山传子紫帆。紫帆先在歙行医,后才徙苏州悬壶。

郑 泽

号梦圃居士,明隆庆、万历年间(1567—1619)歙县人。为郑重光之曾祖父。精于医,好集医方,闻千里外有效验方,必求而得之,虽价昂而不惜。辑有《墨宝斋集验方》二卷。另有《重证本草单方》六卷,最早有明万历三十八年(1610)墨宝斋刻本刊行。

方如川

字士若(一作士弱),歙县人。以儒贯医,博综之余,究心本草,举郑泽单方旧本整理阐精,修正错讹,校编《重证本草单方》六卷。

方仲声

字如宇,新安人。与方如川同参考《外台秘要》等书,雠研《补订千金方》。

佘世斌

号南峰,歙县岩寺樟森塘人。业医,乐善,危言危行,若无所容,而施剂用拯民疾,则固好生以护同胞之义焉。

佘玄琳

号春谷,佘世斌之侄。业精医道,缙绅折节下之,内翰率峰余公以同宗义,饯诗有云:"家派千年原我共,客怀几度为君开。"及得台阁、名公所赠篇什颇富。

徐　鋆

歙县徐村人。以儒医鸣于世。

徐守益

徐鋆之弟。亦为儒医。

张遂辰(约 1589—1668)

字卿子,号相期,又号西农老人。歙县人,随父迁居杭州。少时体弱多病,医治罔效,于是自读医书,刻苦钻研,深精医理,不仅治愈己病,而且为人治病,多奏显效,遂成名医。兼工诗文。明万历末年以国子生游南京,才名益显,著有《张卿子集》四卷。明亡后隐居乡里,以医自给,远近争求相治。其悬壶处在杭州城东横河桥东北,原名菖蒲巷,因张遂辰之医术名闻遐迩而被称为"张卿子巷"。学术宗仲景,于明天启四年(1624)著《伤寒论参注》(又称《张卿子伤寒论》)十卷。并于清顺治十四年(1657)著《张卿子经验方》二卷。弟子逾百人,以张志聪、张开之、沈亮辰等影响较大。因其所作《野花》十首,人尤称艳,时称"张野花"。吴振棫、胡敬《题张卿子隐君像》分别云"诗里野花传世早,山中灵药活人多""题花撷庭除,觅句哦且捻"。

汪韫石

徽州人。阜阳张凤逵《伤暑全书》云:"予诸生时,万历戊子(1588,引者注)夏患兹证,热极气索,瞀然自愦,庸医以为脾胃内伤,或以为劳役中折,几不自持。徽州汪韫石适在旁,戚然曰:心烦面垢,此暑证也。闻之皆骇其名,予于瞀中微解,依之服益元散二剂而苏。"

毕玄焕

字帮章,号筠窗,歙县嘉田人。能吟咏,深知医理,更兼星理之高,动静行藏,孰出其右。

胡春生

字夏昌,号赤岸。明代歙县月潭里人。后于崇祯年间移家池州,复徙金陵,隐于岐黄。

坦　然

明代医僧。居歙县北乡许村的箬岭上。擅长针灸,精研医术,救人无数。

程　邃(1607—1692)

字穆倩、朽民,号垢区、垢道人、青溪、野全道者、江东布衣,明末清初歙县岩寺人。出生于云间(今上海市松江区),明季诸生。幼尝师事华亭名士陈继儒。明崇祯年间从漳浦黄道周、清江杨廷麟游,深得二人器重。博学多艺,工诗文,善书画,尤擅篆刻,精于医。

五、清　代

程衍道(约 1593—1662)

字敬通,歙县槐塘人。明代名医程玠之侄孙。初习举子业,业儒而通医。其文称雄两浙间,后以医术名于世。闻上海李中梓(1588—1655)之医名,于明崇祯十年(1637)特地赴沪登门求教。李中梓叹服其才,曰"不能为其师也",遂结为好友。经过长期苦学钻研,加之文化底蕴深厚,医学造诣日益精湛。民国时期《歙县志》记述程衍道:"一诊即能决人生死,性沉静寡言,虽当笃疾濒危,未尝动声色,投剂立起……每逢出诊,则就疗者丛集,衍道从容按脉,俟数十人俱诊毕,徐执笔鳞次立方,神气遒逸,了无差谬,所疗奇验甚多。"金声在重刊《外台秘要·序》中赞其"临证治疗,指脉问病,微言高论,叠见层生。虽极贫贱,必问端详,反复精思,未尝厌怠。其疑难者,多至盈时,惟恐少误"。其医德、医术可见一斑。程衍道鉴于《外台秘要》自唐问世起,至宋中丞校刊后,及今将绝,于是断荤少饮,穷十年之功,于明崇祯十三年(1640)将《外台秘要》四十卷重校辑复出版。现在流传之《外台秘要》即程氏重刊本。他还编著有《医法心传》《心法歌诀》。1989 年,歙县中医医院将《医法心传》翻印刊行。另有《迈种苍生司命》一书,是后人根据明代新安名医余午亭《诸症析疑》稍作改动而托名程敬通所编。传弟子程林等。

江　超

明末清初歙县人。程敬通之婿,善医。据他抄录的《素问九卷》跋载,敬通公欲将《黄帝内经》删繁就简,以垂示后人,惜其志久未成就。

程　林

字云来,原籍歙县槐塘,上代迁居休宁。少习儒,后返祖居地槐塘从叔祖程敬通学医。不仅精于医学,且喜好文史、金石、书画。其平日诊疗所得,大多用于编辑刊印医书。一生著作丰富,有《伤寒抉疑》《金匮要略直解》《即得方》《医暇卮言》《一屋微言》《医学分法类编》《本草笺要》《难经注疏》《医学杂著》等著作,另评定《医学传灯》,特别是删定编成《圣济总录纂要》,成效尤显。《圣济总录》成于北宋政和年间,原为二百卷,至明代刻本已极罕见,程林感叹"迄今湮没四百余年矣",又从友人处获得其抄本,并参考其他两个版本,纂其精粹,删其繁杂,经三十多年努力,于清康熙二十年(1681)编成《圣济总录纂要》二十六卷,刊行流传于世,一直被医界作为善本医学著作。

项视庵

明末清初歙县人。程林之学友,工医。程林编撰《圣济总录纂要》时,该书抄本唯缺小儿方。应程林请求,视庵广泛搜求小儿古今方论,补全五卷,使该书于清康熙二十年(1681)编成,以臻完璧。

程自玉

字公如,明末清初歙县临河人。明诸生。清朝建立后即隐于医,为人治病。四十年不践郭门,著慰头书以见志。

吴冲孺

字象先,明万历末至清康熙年间(约 1610—1670)歙县澄塘人。吴正伦之曾孙。吴昆之门人,精于医学。

吴任弘

吴冲孺之堂弟。继承祖传医术。程敬通为吴正伦《脉症治方》作序云:"吴冲孺及其弟任弘深得医家三昧,其言多与余同,而复时发余之所未逮。"

吴力田

生于清康熙年间,吴任弘之子。吴正伦《脉症治方》序言谓:"力田精于医,自吴正伦之后,垂之五世,代不乏人。"

程蒋氏

歙县篁墩(现属安徽省黄山市屯溪区)人。休宁县名医程邦贤之妻。亦知医术。某日,邦贤外出,有妇抱初生七天婴儿求治,肛门闭锁无孔,腹胀欲绝。程蒋氏以刀分毫刺之,大便随即通利,乃用棉球蘸蜂蜜,纳入肛中,保持通畅,以防复闭,儿乃无恙。这是中医史上首例肛门闭锁切除手术的记载。

程应旄

字郊倩,明末至清康熙年间歙县西乡人。曾寓居扬州悬壶。对《伤寒论》有深刻研究。继方有执撰写《伤寒论条辨》后,于清康熙九年(1670)编写《伤寒论后条辨》(又名《伤寒论后条辨直解》)十五卷。他汲取方有执、喻嘉言分析整理《伤寒论》之长,再作整理归类,阐发已见,所列条文承上启下,注释入理。此书由门人王钰协助编辑。另著有《伤寒论赘余》《医径句测》。

朱本中

道名泰来,号凝阳子,歙县名医,曾任官洛阳,清康熙二十二年(1683)至广州,为人治病多效。撰有《贻善堂四种须知》,内含《急救须知》《饮食须知》《修养须知》《格物须知》,于康熙十五年(1676)刊梓。

吴世美

字尊五,清初歙县北岸人。明代太医吴希尹之子,善医。

吴士炎

吴世美之孙。继承祖传医术,亦以医名于世。

吴起甫

清初歙县人。医术精湛,著有《吴氏家传痰火七十二方》一卷,新安白鹤山人吴维周为之校正。

詹方桂

字天木。清初歙县人。精书画,凡天文、风角、皇极、六壬、遁甲、医、星诸术悉通晓。著有《四家小品》。

方　开

清康熙、雍正年间(1662—1735)歙县人。精养生导引术,曾抄录整理《摩腹运气图考》一卷、附一卷。该书收录于《颐身集》。

蒋居祉

又名居解,字介繁,号觉今子,清代歙县人。习儒,究心医学,著有《本草择要纲目》,择述药物 356 种。当时未刊。传子蒋瀚。

蒋　瀚

字雪洲,从父习医。清康熙十八年(1679)将父亲著作《本草择要纲目》二卷刊行于世。

潘为缙

字云师,清康熙年间(1662—1722)歙县人。少时游学于江苏吴县等地。因攻举子业,积劳成疾,弱冠染血证,遂遍考医经、本草,悟人身乃一小天地,水枯则火胜。阅《本草纲目》,知童便可以养水制火,经服数年而愈。于康熙五十一年(1712)撰《血症良方》,广为印送。

汪启贤

字肇开,清代歙县人。在吴越行医。与弟启圣、子大年同辑著《济世全书》,包含《明医治验》《外科应验良方》《虚劳汇选应验良方》等 28 种。

汪启圣

字希贤,汪启贤之弟。工医。曾选注其兄所著《应验良方》(6 种)、《明医治验》等。

汪大年

字自培,汪启贤之子。出身祖传医学世家,精于医术。编著增补医籍《脏腑辩论》《医学碎金》《中风瘫痪验方》《虚劳汇选应验良方》《蛊膈汇选验方》《广嗣秘诀验方》《幼科汇选应验良方》《外科应验良方》《添油接命金丹大道》《明医治验》《醒世理言》《脉诀金机》《汤液须知》《饮食须知》等 14 种,并附《汇选方外奇方》《汇选增补应验良方》《悟真指南》《动功按摩秘诀》《女娲氏炼石补天》等 5 种。

罗　美

字澹生,别字东美,号东逸,歙县人,侨居虞山(今江苏省常熟市)。以名儒而精医术。编撰《古今名医汇粹》八卷、《古今名医方论》四卷、《内经博义》四卷。

程云鹏(1585—约 1670)

字华仲、凤雏,号香梦书生。明末清初歙县人,寄籍江夏(今湖北省武汉市)。早年习儒,喜谈王霸大业。因母、妻及儿女患病相继死于庸医之手,悲愤之余,乃尽发自《黄帝内经》以后医书 1 970 余卷,昼夜诵读,遂通医术。行医 20 余年,医业日精。撰写有《灵素微言》《伤寒问答》《医贯别裁》《脉复》《种嗣玄机》《慈幼筏》《医人传》7 部医书,以及《春秋约旨》《河务心书》等其他著作。

叶紫帆

名时,叶隆山之子。有孝行。从父习医。先在家乡歙县溪头镇蓝田行医。中年时携子朝采迁居苏州悬壶。

叶朝采(？—1681)

字阳生,叶紫帆之子。随父迁往苏州。医术精湛。亦工书画,好吟咏。卒年不满 50 岁。带教门生朱某。

叶天士(1667—1746)

名桂,号香岩,歙县东乡蓝田人。其高祖叶封山、曾祖叶隆山均为当地名医。叶天士 13 岁随父朝采习岐黄,次年父亲不幸病逝,乃从父之门生朱某学医。他好学不倦,择善而从,闻有擅长医道者,即以师事之,十年先后从师十七人,于是医术大进,闻名于世,因此后人称其"师门深广"。所著《温热论》,阐述温病发生发展的规律性,成为温病感染与传变的总纲;提出温病发展的卫、气、营、血四个阶段,表示病疫由浅入深的四个层次,并采用相应的治疗法则;叙述辨舌、验齿、辨斑疹等的意义。他总结阐发了温病理论的发展及其诊治经验,在温病学说的创新发展上起了承前启后的重要作用,建立了温病学独立体系。故俞慎初《中国医学简史》称叶天士是"在清代温热学派中最有影响者,且他的临床经验丰富,治病奇中,对中医学术做出很大贡献"。门人有顾景文、华岫云、周仲升等。《临证指南医案》《叶案存真》等著作,是其弟子或后人整理编成,至今仍是重要的临床参考书。叶天士还创胃阴学说,倡脾胃分治;完善中风学说,立"阳化内风"说,提出"女子以肝为先天"等学术思想。他80岁时告诫儿子:"医可为而不可为,必天资敏悟,读万卷书,而后可借术济世。不然,鲜有不杀人者。是以药饵为刀刃也。吾死,子孙慎毋轻言医。"这种重视医学道德和讲求真才实学的精神值得后辈学习。其后世子孙承其家学。

黄履暹

字仲升,号星宇,清雍正、乾隆年间(1723—1795)歙县潭渡人。寓居江苏扬州,为盐商巨贾。因以盐策起家,与兄黄晟及弟黄履昃、黄履昂并称为"扬州四元宝"。乾隆帝南巡时,捐资供办大差,受封三人:长兄晟受赐道衔,家有易园,改扬州虹桥为石桥;履暹受赐奉宸苑卿衔,构有十间房及花园;六弟履昂受赐三品按察使,家有别圃。履暹并于倚山之旁开设"青芝堂"药铺,扬民疾病多赖之。为讲求药品质量,延请叶天士、王晋三、杨天地、黄瑞云等考订药性,校雠医籍。曾于乾隆年间刊刻《圣济总录》二百卷。其与叶天士交谊甚笃。天士去世后,其门人华岫云搜集老师的医案,辑成《临证指南医案》一卷,共89门,分内、妇、儿诸科,较完整地反映了叶氏的医学成就,是一部享有盛誉的名医医案。履暹为缅怀亡友,传播其医术,特将该书刊刻行世。

吴日慎(约1622—1699)

字徽仲,号敬庵,歙县人。为理学名儒,中年弃举,究心医术。清顺治十四年(1657)寓于淮浦,授徒施诊。

郑重光(1638—1716)

字在辛,号素圃,晚号完夫。歙县人。早年丧父,继之自己患病五年,饱受疾病痛苦,乃发奋习医。虚心求教,精心钻研,医术日精。临床谨慎周详,擅治伤寒、温病。寄籍江苏仪征、扬州等地,以医名世 50 余年。继方有执著《伤寒论条辨》、喻昌作《尚论篇》、张璐撰《伤寒缵论》后,汇集诸家之见而折中,间附己意,审慎论理,引申透达,于清康熙四十四年(1705)撰成《伤寒论条辨续注》十二卷,对后世研究《伤寒论》有一定影响。康熙四十六年(1707)编成《素圃医案》四卷,康熙四十九年(1710)辑成《瘟疫论补注》二卷。

郑钟蔚

郑重光之子。随父学医而名于世。

郑 枚

郑钟蔚之子。太学生。为人醇厚,善宗家学,承祖业而以医行世。

洪正立

字参岐,清代歙县人。寓开封,以医鸣于世。据有关资料载,他曾重予编录明代龚廷贤《医学入门万病衡要》六卷。

王 钰

字仲坚,清顺治、康熙年间(1644—1722)歙县人。名医程郊倩之门人。曾协助老师整理辑成《伤寒论赘余》一书,刻于《伤寒论后条辨》后。曾在《伤寒论后条辨》跋中云"儒与医不必同其业,要未有不通经而称为儒者,则亦未有不通经而可称为医者""大医必本于大儒",这是对新安医家多儒医的高度概括。

汪允俶

字载南,清康熙至乾隆年间(1662—1795)歙县稠墅人,侨居扬州。家累世业盐,资财称富。乐善好施,并通医道,谙识药性,常自制紫雪丹、再造丸等中成药施舍病人,一粒千金,广施不惜。晚年更是周恤孤寡,世称"笃行君子"。子廷珍、廷瑞,孙羲、义一生有爱。汪义为徽州巨商江春之婿。

汪延埏

汪允俶之侄。懂医,有义风。在瓜州(今属江苏省扬州市)设普济堂,救治病人。

余幼白

明末清初歙县富山人。余午亭之孙。精于医。民国时期《歙县志》谓其为徽郡名医。

余士冕

字子敬,余幼白长子。继承祖传医术。沉疴立起,治多奇中,名冠徽郡。曾校订曾祖余午亭编著的《诸症析疑》。传子之隽。并带教门人吴人驹。

余之隽(? —1713)

字抑庵。从父余士冕学医,医术高明。编写《脉理会参》三卷。

余林发

名克凝。余午亭之玄孙。徽郡名医。

余卫苍

余林发之子,徽郡名医。

余昭令

余卫苍之子,徽郡名医。曾编次刊行余午亭《诸症析疑》。歙西富山余氏内科传至昭令共八代。

吴人驹

字灵稚,号非白老人。清康熙年间歙县人。27岁开始究心医学,先拜余士冕为师,出师后,又游学淮、汉间。晚年将四十余年参访之学问和临床经验,于康熙四十一年(1702)编成《医宗承启》六卷。

吴　楚

字天士,号畹庵。清康熙年间歙西澄塘人。吴正伦之玄孙,吴昆之侄孙。幼攻儒学,通晓诗文。康熙十年(1671),其 74 岁的祖母病情危重,神志昏迷,其父远客江汉,虑不及待,乃穷昼夜之力,细阅先高祖之著作和医案,自觉"稍解药性,粗知脏腑生克之理",自投一匕,沉疴立起。因此专攻医术,临床治病,疗效卓著,成为新安名医。将自己前后行医 20 余年关于疑难危重病症的验案,分别辑录为《医验录初集》《医验录二集》。取名"医验录"而不称"医案"者,乃吴氏"录之以自考验,而非立案以示人"。故初集不仿前贤医案程式进行分门别类,而是按照治病日记中年月先后为次第进行编写。还编有《宝命真诠》,书后附《前贤医案》。

吴贯宗

字芳洲,吴楚之次子。从父习医。克承父志,贯通医理。协助校订父亲著作《医验录二集》。传子日熙、日蒸,及授门人祁门汪宽。

吴日熙

字文企,吴贯宗之长子。协助父亲编次祖父著作《医验录二集》。

吴日蒸

字霞起,吴贯宗之次子。协助父亲编次祖父著作《医验录二集》。

吴玉楮

清康熙至乾隆年间(1662—1795)歙县西溪南(今属安徽省黄山市徽州区)人,所居曰"溪香书屋"。深究方药,手集诸书,质之当代明于指下者,参之先贤传流,编撰《方症会要》四卷,分门别类,易于寻阅。传子吴迈。

吴　迈

字大年。吴玉楮之子。随父习医,精岐黄术,医名盛于里中。迈于清乾隆二十一年(1756)刊刻父亲之《方症会要》流传于世。

汪应庚(1680—?)

字上章,号云谷,又号万松居士。清康熙至乾隆年间歙县潜口人,侨居扬州。汪氏自高祖以来,累世业盐于两淮,积资巨万,其父修业已成为两淮巨商。应庚承先业治盐策,秉性老成,精于盐务,为众商所推重。富而好施,笃于宗族,"处心积虑,常以汲汲济人利物为心"。雍正九年(1731)遭灾民饥,作糜粥以赈伍佑场仓盐民三月。雍正十年(1732)、十一年(1733),江潮迭泛,百姓流离,又捐金救济,运米数千石往赈。灾后疫疠流行,复设药局,治疗患者。雍正十二年(1734),又运谷数万石,使嗷嗷待食之饥民获救,以待麦收,成活灾民九万余人。又输粟赈救邻邑丹徒、兴化灾民度荒,大吏上其事于朝,特授光禄寺少卿。他亦关心教育,培育学子,乾隆元年(1736)捐银五万余两重建已倾圮之扬州郡邑学宫等。后又捐巨资做过很多慈善公益之举。乾隆四年(1739)年届花甲,为避亲友祝寿,潜避歙县家中,探亲祭祖。

吴震生(1695—1769)

字长公、祚荣,号可堂、南村。清康熙至乾隆年间(1662—1795)歙县人,寄籍仁和(今浙江省杭州市)。尝出游海昌(今浙江省海宁市),家于双忠里之南,因以南村自号。家本富饶,以顺承母意"丰人约己"致家境中落。为仁和籍岁贡生,入赀为刑部主事,狱无冤滥。未几乞归,徜徉林泉,以读书著述自娱。博雅多艺,能文工诗,善画山水,精古篆书法,兼通医术。才气坌涌,千言立就,尤工于金元乐府,熟南北宫调。著有《南村遗集》行于世。撰曲行世者凡十二种。尚著有《性学私读》《丰南人事考》《大藏摘髓》诸书。

汪 沆

字西灏,号槐塘,清雍正、乾隆年间(1723—1795)歙县人,徙居钱塘(今浙江省杭州市)。家有听雨楼,藏书甚富。少与史浦俱从厉鄂游,博极众书,为名诸生,儒而通医。与名士王曾祥、杭世骏、符之恒、张熷合称"松里五子"。屡为幕府招致,遇事直言,咸感其诚。曾分修《西湖志》与《浙江通志》。著有《盘西纪游集》《新安纪程》《说疟》《槐塘文稿》《槐塘诗稿》等多种。

吴如初(1673—1739)

清代歙县北岸人。品行端庄,性孝友,生平慷慨,乐善好施,至诚感悟,得受异人秘传疯犬病奇方灵药,传于子孙,世守施送,惠及远近。

郑　晟

字励明,号莲亭。清康熙、雍正年间(1622—1735)歙县人。攻儒善医,工书法。曾任州同知。先世尝每年按期修合药物以济人。嗜好方书,遇所经验,则予抄录,二十余年未曾停辍。于康熙五十七年(1718)辑成《生生录》三卷、附《急救回生方》一卷、《验方案录》一卷,皆孕妇产前产后和新生儿诸病调治方,内容丰富,颇切实用。

程　知

字扶生。清代歙县人,徙居休宁。撰有《医经理解》九卷、《伤寒经注》十三卷、《伤寒赘余》一卷。

吴　谦

字六吉,歙县人。与张璐、喻嘉言并称为"清初三大名医"。他以诸生肄业于太医院,清乾隆年间官至太医院任院判,供奉内廷,屡受赏赐。清高宗乾隆帝非常器重他,曾对近臣说"吴谦品学兼优,非同凡医,尔等皆当亲敬之"。1937 年,清政府命令纂修大型医学全书《医宗金鉴》,指定吴谦与刘裕铎为总修官(主编),对 18 世纪初以前历代重要医学著作加以校订、删补,并进行节录编辑,至乾隆七年(1742)编成。全书包含 15 种:《订正仲景全书伤寒论注》《订正仲景全书金匮要略注》《删补名医方论》《四诊心法要诀》《运气要诀》《伤寒心法要诀》《杂病心法要诀》《妇科心法要诀》《幼科杂病心法要诀》《痘疹心法要诀》《幼科种痘心法要旨》《外科心法要诀》《眼科心法要诀》《刺灸心法要诀》《正骨心法要旨》,共九十卷。这是一部取材适当、条理清楚、文字通俗的大型医学全书,并附有插图,便于阅读和应用,流行非常广泛,至今还是医者必备的重要参考文献。不仅从乾隆十四年(1749)起,被钦定为太医院内医学生的教科书,也是 200 多年来全国各地中医授徒极佳的入门书和临床诊治的实用参考书。

程国彭(1680—1733)

字钟龄,号恒阳子、天都普明子。酷爱医学,临床卓有效验,四方求医者众。总结 30 年业医心得,著成《医学心悟》与《外科心法》,作为授徒教学之用。《医学心悟》中最先将辨证方法概括为"八纲辨证(寒、热、虚、实、表、里、阴、阳)",将施治方法总结为"医门八法(汗、吐、下、和、温、清、消、补)",成为其后中医辨证立法的重要依据。"八纲八法",融会百家,条分缕析,简明扼要,提纲挈领,全面系统,发前人所未发,为中医辨证论治理论体系做出了重大贡献。且在"医中百误歌"中强调业医者应有医德的要求。他之立论,至今仍为医家之规范,对临床具有指导价值。程国彭创制的止嗽散、贝母瓜蒌散、启膈散、神仙解语丹、生铁落饮、消瘰丸等一系列方剂选药精要,疗效可靠,至今为医家喜用。传门生吴体仁、汪朴斋。

吴 澄

字鉴泉,号师朗。清康熙至乾隆年间(1662—1795)歙南卉水人。于乾隆四年(1739)编成《不居集》,分上下集,共五十卷,约56万字。题名"不居",乃取《易经》"化而裁之存乎变,推而行之存乎通,变动不居,周流六虚"之意。一语双关,一则因为虚劳病因很多,"变动不测,非居于寒、居于热、居于补、居于散者可疗";二则强调不居一家之言,不执一家之偏。上集三十卷,以真阴真阳立论,取古人论治虚损之精要而归纳为九法。下集二十卷,从六淫外邪致虚入手,发明外感内伤的外损论治法,创"外损致虚说",补前贤之未逮,而与诸家九法合归为"虚损十法"。

吴宏格

又名宏定,字文洲,号静庵,吴澄之子。性聪颖,自少从父习儒医之业,精于医术。辑有《新方论注》四卷,阐发景岳制方之旨,颇为精确。附著《景岳新方歌括》一卷,初刻于清乾隆三十二年(1767)。

吴 烜

字宾嵋,吴宏格之子。随父习医,亦善医。于清乾隆四十五年(1780)重刊其父《新方论注》,风行一时。

郑康宸

字奠一,歙县郑村人。工医善脉,撰《瘟疫明辨》四卷、附方一卷。是书取吴又可《瘟疫论》为原本,予以注释、增删而成,意在辨瘟疫与伤寒之异。

黄应祥

黄宗曾之子。幼习儒,稍长随父学医,医术颇精。传子予石。

黄予石(1650—1737)

字允陛,歙县县城人。新安歙县黄氏妇科第 18 代传人,明代黄鼎铉之曾孙。幼聪颖好学,继承家学,又博采众家医籍,医术超群,尤精妇科,名震江浙诸邑。著有《妇科衣钵》《妇科秘要》《临床医案》等。为清代康熙至乾隆年间(1662—1795)新安享有盛誉的妇科名医。

黄天德

号在明,黄予石之子。随父习医,工妇科。

黄序庭

字廷樟,黄予石之孙。从父学医,亦善妇科。

黄惠中

字光照,黄予石之曾孙。由父亲传授医术,亦擅于妇科。

黄立辉

字志埔,黄予石之玄孙。继承祖传妇科而鸣于世。

黄鹤龄

字泽铉,黄立辉之子。从父学医,精于妇科。

黄良甫

黄立辉之侄。传承妇科,悬壶于歙县县城。

江　骥

字龙超,清初歙县县城人。诗人虹之母弟也。初生时明季寇难,而其父流寓淮扬，道梗弗克归。处士天性孝，至始有知，辄北首瞻仁，忘寝食，年十八，只身行乱兵中，迎回里舍，竟得终养焉。博学储经济，凡诸技术旁涉兼通，已而忽忽有所不乐者然，遂废学，专事医方。壬午（1693）郡大疫，人赖存济，然终不计利。穷僻处所，往往合成丸药遗人，以医名遐迩。长君日祺，考授州司马，医益精。《胡心泉集》云：龙超为允凝从兄，则亦为渐江（新安画派杰出的代表画家）之侄也。

汪廷佑

清康熙年间（1662—1722）歙县岩寺人。善医。

闵世璋

字象南，号淮海，清顺治、康熙年间（1644—1722）歙县人，侨居江苏扬州。监生。以盐策起家，累家财巨万，无骄吝色。贾而通医，热心慈善事业。如遇灾年歉收，即赈灾济民，饥者送米粥，寒者给衣絮，病者予医药。因连年受灾，时扬地居民者甚众，皆称曰"闵善人"。后又倡建育婴院，收育弃婴。并设药局于市，贫不能延医者，悉令就医。还给贫苦病故者具棺安葬。又修葺养济院，修学宫，建桥梁，治道路。凡有裨于地方公益者，俱尽力为之。晚年尤好读书，手不释卷，亦好仙佛之学，出资修理扬州之道院丛林。陈鼎《闵善人传》云："扬州古繁华地也，多金者相尚以侈，由来久矣。求夫轻财好义者，落落如晨星。然（闵世璋，引者注）先生居其地而不为习俗所移，慨然以利济为任，呜呼！其知道者矣。"

郑为左（1642—1726）

字以相，号长虹，郑于丰、郑于蕃之父，嗜医药。

郑于丰（1692—1767）

字绥年，号讱斋。传子郑梅涧。

郑于蕃（1694—1765）

字松屏，号仰山，郑于丰之胞弟。歙县郑村人。其高祖郑赤山于明嘉靖年间始业医。清康熙五十年（1711），于丰、于蕃兄弟随父为左在江西南丰经商，遇闽人黄明生精喉科，轻者药石，重者针灸，随手辄效，活人无数，遂同师之。习医三年，学成而归家乡,专业喉科。康熙六十年(1721)兄弟分居,于丰住南园,称南园喉科,于蕃住西园,称西园喉科。一源双流,世代相传,已历 12 代,至今已 300 余年,共有医著 25种,医案 7 种。

郑梅涧(1727—1787)

名宏纲,字纪原,晚年别号雪萼山人,是一位全国著名的喉科专家。继承父亲之秘传,以喉科为主,兼通内科、儿科。治疗喉病,擅用汤药与针灸,对危重喉症则刺其颈,出血如墨,豁然大愈,求治者众。著有《重楼玉钥》《痘疹正传》《箧余医语》等。《重楼玉钥》二卷(卷末附《梅涧医语二则》)是我国古代重要喉科专著之一,对白喉的认识有所发挥,在学术上的原创贡献主要有:创"养阴清肺法"治白喉,创"辛凉养阴法"治喉风,创立喉科"养阴清肺说",为其子郑承瀚创制"养阴清肺汤"奠定了基础。

郑承瀚(1746—1813)

字若溪,号枢扶,郑梅涧之长子。幼承庭训,专攻喉科,兼擅针灸、儿科痘疹。在父亲经验的基础上创方"养阴清肺汤"。承瀚著有《重楼玉钥续编》《喉白阐微》《咽喉辨证》《痘科秘奥》。1795 年,在整理其父《重楼玉钥》时,将自己所创制的养阴清肺汤录入《医语》中。该方用于临床甚效,挽救了无数白喉患者的生命。郑氏父子创养阴清肺汤治疗白喉,比德国人冯·贝林(Von. Behring,1901 年获得首届诺贝尔生理学或医学奖)研究出白喉的血清疗法要早近 1 个世纪。

郑承洛(1755—1830)

字既均,号杏庵,郑承瀚之弟。初学经史,工诗文。后弃儒习医,与兄博览群书,朝夕研讨,精于喉科,亦善内、妇、儿科。编撰《杏庵医案》《医叹》《熟地黄论》《燕窝考》《烂喉风》《胎产方论》,与其兄承瀚合编《痘科秘奥》等。

郑钟寿(1806—1863)

字祝三,郑承洛之五子。善医,著有《郑祝三医案》。

郑大樽(1827—1907)

字樾恩,号应和,郑钟寿之长子。精喉科,兼治痘科。著有《应和医案》。

郑　沛(1866—1918)

字雨仁,号问山,郑大樽之次子。编写《运气图解》等。

郑宏绩

字慎斋,号禹东。西园喉科郑于蕃之次子。精于喉科。

郑承湘(1753—?)

字雪渔,郑宏绩之三子。少习儒学,后专攻医,喉科得之家传。著有《医学正义》《医汇简切》《愚虑医草》《喉菌发明》《痘治正名类参》《伤寒金匮经方简易歌括》等。

郑承海

字青岩,郑承湘之弟。精于喉科,于清乾隆五十四年(1789)著《喉科杂症》。

郑　麟

字应文,又字世麟,郑承湘之三子。善喉科,著《灵素汤液溯源》。

郑　麈(?—1851)

字玉挥,又字世麈,郑承湘之四子。精于喉科,辑有《喉科秘钥》。

许　氏

郑麈妻。17 岁嫁入郑家,佐夫业医。清咸丰元年(1851)夫病故,矢志抚孤。越五年幼儿夭折,乃立侄子永柏为嗣。时永柏贸易江西,许氏以世传丹方修合成药,对症施治,称为"西园女先生"。后嗣子永柏归里,许氏乃将医术传给永柏。

郑永柏

继承家传喉科医术,以医名世。

汪应龙

清代歙县渔梁人。寓江苏吴县行医。

汪光爵(1663—1718)

字缵功,号学舟,原籍歙县渔梁,随父汪应龙迁江苏吴县。太学生,屡试不中,考授州同知,随继父业行医,治病多奇中。为人慷慨,安贫乐道,人人敬之。著有《医要》,未刊,同行多传抄作秘本珍藏。《吴医汇讲》所载"虚劳论"之"治虚劳保阴煎",系其孙从《医要》中摘出。

方成培

字仰松,号岫云,清代歙县环山人。业儒,工曲,通喉科。与郑梅涧关系密切,乾隆三十三年(1768)曾协同郑梅涧整理家传喉科秘本,撰成《重楼玉钥》二卷,并为之作序。后又协助郑梅涧长子郑承瀚采集诸书,参以己见,纂为《重楼玉钥续编》二卷。

吴　熊(1720—1779)

字建周,号梅颠。幼颖悟,10岁赋梅花,有"香清穿积雪"句。工古近体诗,颇得李(白)杜(甫)遗意。兼善画兰。家贫无以自给,以罢举业,而业医。

汪启淑(1728—1800)

字慎仪,号秀峰,又号讱庵。歙县绵潭人。寓居杭州小粉场。其父业盐,家富资饶。启淑官至兵部郎中。家有开外楼,藏书数千种。清乾隆二十一年(1756)秋返里。乾隆三十七年(1772),应诏进献家藏珍本524种,与马裕、鲍仕恭、范懋柱并称为"献书四大家"。启淑好古,酷嗜金石文字,且精脉理,立论著书皆发前人所未尽。其辨温热、痰饮、脚气成方,折衷先贤,别出心裁。四方求诊,纷纷不绝。启淑不惮劳苦,无力者复施以药,被誉为"伯休(韩康)再世"。

方自然

清雍正、乾隆年间(1723—1795)歙西坤沙人。乾隆十年(1745)进士。授任内阁中书。兼工医术。据王有亮作传云:自然入终南山学道,遇异人授以医术,治病有神效。年八十余貌如童稚。时江宁岳梦州任徽州太守,幕与论道术,得其手书,作怀素体,劲逸不凡,近见金坛史震林《写诗册》。乃寄赠自然者,推挹甚至。

程譲光

清代新安人。仕而通医,尝广交名医,论古谈今。又博搜秘方,选其良方亲自论
证,于乾隆三十六年(1771)汇编为《外科秘授著要》。

江之兰

字含微(一说含徵),歙县人。著《医津一筏》(又名《医津筏》《内经释要》)。全书
14篇,每篇以《黄帝内经》一条治法原文为主,将疑似难明之理,提纲挈领,分条注释
于后,以说理精确、措辞简明而为医界推重。裘吉生编入《三三医书》。后收入安徽
科学技术出版社出版的《新安医籍丛刊》。

吴尚相

歙县人。工医,著《彬阳医案》。

方国梁

歙县人。初业儒,科场失意,遂搜集民间草药单方,攻读《医宗金鉴》与《外科正
宗》等书。专攻外科,积累了丰富的临床经验,疗效显著,医名播于歙县、绩溪、昌化、
淳安等地。因所居住地在徽杭古道之"野鸡坞"(今属歙县霞坑镇),故人称"野鸡坞
外科"。子孙传其业。

方绪宝

方国梁之子。随父习医。从事外科。

方以祝

方绪宝之子。继承家传医术。

方成春

方以祝之子。从父学习外科。传子家万。

方家万

字德章,号益万,"野鸡坞外科"第5代传人,方国梁之玄孙。承先世医术,精外科而有发挥,兼通内科,声名远播,在徽杭古道上洪琴村开设"春生堂药店"。著有《德章祖传外科秘方》,原本已佚,清光绪癸巳(1893)抄本存其孙方德錩家,其中不乏行之有效的方剂。

程式仪

清代歙县人。撰《诸证采微》八卷。

胡增彬

字谦伯,清代歙县人。尝云:"各科各症,全赖识症执方。"遂集效验方药,分门别类,编成《经验选秘良方》六卷,于同治十年(1871)梓行。

张子襄

徽州人。曾避乱于江西,后定居新安之泰山宫,以医行世,究心于伤寒瘟疫。撰有《伤寒瘟疫医案》《舌图辨证》各一卷,后由其门人休宁何愚、婺源朱黻等整理,于清光绪三年(1877)刊行于世。

胡应亨

字旸谷,祖籍徽州,寄籍宿州。精于医,历代医书莫不详究。无论贵贱贫富、寒暑远近,有求必应,投剂辄效。著有《伤寒辑要》与《杂症脉诀》。子鼎中克承其业。

胡鼎中

胡应亨之子。克承父业。善医。

周云章

字松仙,新安人。善医,著有《简易医诀》《儿科三字经》《外科三字经》《温病三字经》。

叶正芳

字兰若,徽州人,迁居山阴县。精儿科,著有医书,曹督林起龙奇其书,奏为太医院使,供奉内廷。后乞假归,卒年71岁。传子叶志道。

叶志道

字宗岐。继父业,精儿科。

孙光业

字昌祖,新安人,著《幼科仁寿录》。是书专录儿科病源、观形、认筋、诊脉、察指纹及诸治疗,末附治麻痘诸经验方。全书以歌诀形式写成,未刊行。中国中医研究院馆藏有清光绪三十一年(1905)抄本。

徐少庵

歙县人。精骨伤科,著《啖芋斋杂录》三卷,专论跌打损伤的治疗,并附穴位图与诸拳式,以资功能锻炼,未刊行。

许绍曾

字探梅,歙县人。善诗画,通医,尤擅儿科,著《保赤心书》,惜佚。

吴志中

歙县人,迁居钱塘(今浙江省杭州市),曾任太医院吏目,瘟疫流行,倾卖家产,为民众治病施药。

曹恒占(1683—?)

字心立,又字守堂,歙县雄村人。少以文名。因母病痿痹,诸医罔效,乃于14岁开始学医。清康熙四十五年(1706)负笈于余之隽门下习医8年,后经20年之磨砺,于43岁时撰成《曹守堂医补》。该书上卷根据《内经》经旨,阐发《伤寒论》之义;下卷为古方疏注,发前人所未发,于乾隆十六年(1751)刊行。

曹　渭

清代歙县雄村人。曹恒占之门人,善医。与同窗洪适(同邑洪坑人)同参校老师之著作《曹守堂医补》。

洪　适

清代康熙、乾隆年间歙县洪坑人。师从曹恒占,善医。

江月娥

字素英,清代歙县人。适怀宁张氏。工诗善画,兼通医学。

程嗣立(1688—1774)

字风衣,号水南,又号篁村。清代歙县岑山渡人,流寓江苏淮安。康熙诸生,雍正时举鸿博不赴。博学工诗,善书法,工山水,兼通医学、算术。所居曰"菰蒲曲"。日与名士诗画友讲贯其间。晚好黄老术。诗文不自收拾,后人辑刊为《水南先生遗集》六卷行世。

汪敬然(约 1722 — 1780)

徽州人。著《产宝全书》。

张肇殷

清代歙县人。儒而通医,以医名世。曾知光州。

江登云(1717—1778)

字舒青,号爱山,清康熙至乾隆年间歙县江村人。乾隆十二年(1747)举于乡,翌年登武进士,授殿廷御前侍卫,恭慎称职。后历任南漳游击、南安参将、袁州副将、三署南赣总兵官等。虽为武将,而性嗜书好学,博洽能文,亦通药性,致力于乡邦文献之搜求。编纂有《橙阳散志》十五卷传于世,刊刻于乾隆四十年(1775)。登云原书为十二卷,有邑令杨新迪序、徐光文序、署徽州知府江恂序。后由其子绍莲广之为十五卷,又增"备志"一卷,刻成于嘉庆十二年(1807),有江兰序。其中卷五为"植物志",分为九目,内专有"药材"目。尚著有《修本堂集》《素壶便录》《爱山诗草》《东南三国记》诸书行世。

胡其重

字易庵,清代歙县人。嗜研医学,编著《医约先规》《名证经验秘方》《理脉》《急救危症简便验方》与《续集》(又名《简便至宝》)。

鲍嘉荫

字泽之,清代歙县蜀源人。曾任玉泉盐场大使。博学多艺,通天文历算、医术及绘画。曾自制星球浑天仪、更鼓钟、月钟等。

汪致和

清代歙县人。寄籍江苏无锡。从师曹伯谦习业岐黄,擅治温病和小儿痧痘,传子培荪。

汪培荪(1838—1900)

字艺香,汪致和之子。幼承家学,精于医理,门生众多。学生龚锡春为当地名医。

汪藕生

汪培荪之子。继承父业,益精其术。传子伯蓉。

汪伯蓉

汪藕生之子。克绍祖业,亦工医。与父亲共同整理祖父汪培荪的医案,编成《遗下典型》,今存抄本。

曹开第

清代歙县人。撰《家居世录》。

汪　烈

清代歙县人。著《药性汇参》。

吴学泰

清代歙县人。编《医学刍言》。

江鸿溶

清代歙县人。辑《医学撮要》二卷。

张思敏

字儒修,清代歙县绍村人。贡生,精医术,曾设药局,亦济治贫病者。

汪序周

清初歙县人。善医。传子昆玠。

汪昆玠

汪序周之子。从父习医,亦工医。传子廷元。

汪廷元(1723—约1800)

字缵禾,号赤崖,汪昆玠之子。以儒医行世。为歙县名医许豫和之亲家。他通晓诗文,兼工书法。早年中秀才,未再赴试,专攻医学,不断钻研,医术益精,治多奇验,活人无算。曾一度悬壶维扬(今江苏省扬州市江都区一带),毕生行医数十年,案籍益富。乃将在家乡之验案撰成《新安医案》一卷,将在维扬地区之验案撰成《广陵医案》一卷,于清乾隆四十七年(1782)刊行。

张　节

字心在,号梦畹,歙县绍村人。通儒工医,著《张氏医参》7 种,于清宣统元年(1909)刊行,内含《学医一得》《持脉大法》《本草分经》《瘟疫论》《痘源论》《伤寒论》《附经》,并著有《张氏医案》。

叶廷芳

清乾隆年间(1736—1795)歙县人,寄籍湖北汉阳(今湖北省武汉市)。叶文基之曾孙。家世业医,于汉口开设叶开泰药堂。据《续碑传集》卷五胡丹凤撰"前太子少保体仁阁大学士两广总督叶公家传"载:廷芳为名琛曾祖。叶氏自廷芳时始占籍汉阳。廷芳传家学,于乾隆中颇负医名。尝集倪涵初《痢疾诸方》《疟疾诸方》,吴伟度《疗疮诸方》及汪晓山、汪松岩所刻《疗疮诸方》《喉科诸方》中常见病及危症备急方,汇成《经验方五种》,于乾隆四十三年(1778)刊行。

叶继雯

字松亭,叶文基之玄孙,叶廷芳之子。仕而通医。清乾隆五十五年(1790)进士,官至刑科给事中。官商一体,从政界和经济上支持曾祖开设的叶开泰药室,扩大并改称为叶开泰药堂,促进了药堂的发展。世代相传至今,已历三百六十余年。自乾隆年间至清末民国初年经营额达白银五十万两,与北京同仁堂、杭州胡庆余堂、广州陈李济堂并称为中国四大药堂。

叶志诜

字东卿,清乾隆至道光年间(1736—1850)歙县人。叶廷芳之孙,叶继雯之子。曾官兵部武选司郎中。家世业医,开设叶开泰药堂于汉口。志诜继承家学,精养生学,通针灸术。曾辑刻医书《汉阳叶氏丛刻医书七种》,包括《神农本草经赞》《观身集》《颐身集》《绛囊撮要》《信验方录》《五种经验方》《咽喉脉通论》,刊于道光三十年(1850)。长子名琛,官至两广总督、体仁阁大学士;次子名沣,官内阁侍读,博学好古,工诗。

何 青

字数峰,清乾隆、嘉庆年间(1736—1820)歙县人。附贡生。曾受业于王昶(1725—1807)之门,为朱筠所赏拔。嘉庆初,以军劳官广东清远、澄海县令。旋以洋案戍伊犁,中途赦归。工于诗,兼通医理。著有《遂初堂诗集》二卷、《国朝峡山寺留题诗》二卷、《医学集集证》。

江嘉理

字文密,清代歙县人,流寓江苏扬州。美须髯,性豪迈,工书法,善烹饪。尤精医学,得小儿痧疹秘法,擅儿科。

江贯诚

江嘉理之子。能承父业,亦以医鸣于世。

程嘉豫

字天佑,清康乾年间(1622—1795)歙县城东人。五世业医,工于幼科。许豫和曾师其学。

黄席有

字家珍,清康熙、乾隆年间(1622—1795)歙县黄家坞人。其先祖自南宋后业医十余代,席有继承家学,擅于医术。与许豫和亲善,相待甚厚。尝授豫和按脉、用药、治痘等。

许豫和(1737—1805)

字宣治,号橡村。先拜程嘉豫为师学医七年,又受业于黄席有、方博九。医术精湛,精研儿科,尤专痘疹,名震郡邑。张淞子乾隆乙巳(1785)为《金镜录注释》作序云许氏"先生聪颖绝伦,贯穿百氏","又以小儿一科为医家难所又难,复冥索诚求,而及人之幼,殚毕生之力而无终食之违,学博而择精,得心而应手,所以杏林橘井到处流芳"。著有《小儿诸热辨》《橡村治验》《怡堂散记》《散记续编》《橡村痘诀》《金镜录注释》《痘诀余义》等医籍七种。创制五疳保童丸、暑风饮子等方剂。是新安医家中一位著名的儿科专家,为后代留下了丰富而珍贵的儿科理论知识和诊治经验。

王禹功

歙县东乡晔岔人。精医术,清同治、光绪年间(1862—1908)寓秣陵(今属江苏省南京市),颇有时名。

王籍登(1758—?)

谱名正仕,学名百喜,字籍登,号蕴斋。歙县东乡晔岔人。幼业儒未售而习医,师从绩溪青楼名医程小麻。为人温恭谦逊,处事则谨慎机敏,好研疑难杂症,疗效较显。著《蕴斋医案》三十卷。

王治雯

字云章。王籍登之子。随父学医,善内科。

王光大

王治雯之长子。继承父业而悬壶。

王光仪(1849—1916)

字礼三,王治雯之次子,幼丧父母,由兄嫂抚养,后从长兄王光大学医,为乡里所嘉,后传子王巨青。

程大鉴

清雍正、乾隆年间(1723—1795)歙县上丰镇舍头人。精于医学,临证遣方,用药轻灵,看似平淡无奇,却有四两拨千斤之力。雍正十二年(1734)徽州府同知任宗游题赠"龙宫妙手"匾额。后代多以医名于世,人称"舍头程氏内科",至今九世不衰。

程学汉

程大鉴之子。从父学医,善内科。

程光樽

程学汉之子。继承祖传医业,闻名于世。

程正美

程光樽之子。随父习医,以内科为特长。

程道周

又名仁寿,字颂南。为歙县上丰舍头程氏内科第五代传人。自高祖大鉴业医始,传至道周,医术尤精,名噪一时。清代书法家杨沂孙(咏春)赠联:"神术君能发金匮,济人我久契灵兰。"大阜有病人求治,道周望之曰:"神不内敛,危在俄顷。"劝其速归,病者怒而至村中友人家,甫至门口,仆地而亡,人以为神。著《锦囊医话》《疡科外治验方》等著作。子义林、孙雁宾世传其业而精于医。

汪明之

清乾隆、嘉庆年间(1736—1820)歙县渔梁人,缵功之孙。明之继承家学而善医。唐大烈《吴医汇讲·虚劳论》"汪缵功小传"谓:"由明之与弟正希节录《医要》部分内容,编成《虚劳论》一文,于乾隆五十七年(1792)交唐氏编入《吴医汇讲》第十卷付梓。"

按:据将此文与何嗣宗(今上海市奉贤区人)《虚劳心传·虚劳总论》对照,《虚劳心传》为何氏手笔,《虚劳论》乃明之兄弟择录《虚劳心传》部分章节之润饰稿。附识俟考。

仇心谷

清代歙县人。善医。传门人曹肖岩。

胡玉堂

清代歙县县城人。从父亲胡之熙习医而善医。

江玉麟

字轩甫,清乾隆、嘉庆年间(1736—1820)歙县人。生质孱弱,常究心于医,师从罗浩习业岐黄,聆其议论以古圣贤。

张观澜

清代徽州人。精业岐黄,著有《药性正误》。

吴汝纪

字肃卿。清代徽州人。著《每日食物却病考》。

汪彦超

清嘉庆、道光年间(1796—1850)歙县人。习儒,精医。读老师医著,益服师之学历高深,刻苦钻研,遂成名医。

李窦侯

清代徽州人。工医,著有《黄山野菜考证》。

江九皋

清代歙县江村人。工医,整理《圣济总录》。

叶尧士

清代歙县人。精于医,传门生绩溪县方玉简。

程宏诰

清代歙县荷池人。禀贡生。博览闳通,工诗文,精于医。晚年工画,尤善草书。著有《五华轩文集》《达原诗抄》。

吕茶村

名震名,字建勋,茶村(一说搽村)为其号,清嘉庆至咸丰年间(1796—1861)歙县人。其先世徙居杭州,家世业儒。茶村于道光五年(1825)中举人,历任湖北荆门州判、直隶州州同。旋弃官归,于道光十二年(1832)定居于苏州。因生平酷嗜医术,遂精医道。学宗《内经》《伤寒论》。临证四诊精审,立方必先起草,数阅始定,诊疗辄有奇效。尝究心张仲景二十余年,谓《伤寒论》实为羽翼《内经》之书,不限于伤寒立法,因不论伤寒、杂症,均以六经辨证为要。于道光三十年(1850)著《伤寒寻源》三编,论述多有精辟之言。著名医学家陆懋修(九芝)持论多以茶村之说。

江鹤诚

清代歙县人。儒而通医,以岐黄术救治疾痛患者于天下为己任。

聂绍元

清代歙县人。为问政先生师道从孙。初寓村南上塘,得异人传授,炼丹于村北火炉尖。后以好药治人疾病,投剂立愈。

吴永成

字莲生。清代歙县人。写兰竹有古法。又精医。

曹春宇

清代歙县人。工医,擅儿科,著有《秘传治麻心法》。

俞　啸

字松懋,清代歙县人,寄籍浙江杭州。诸生,善医,工治印。编录有《徐三十五举》《铁笔十三法》与《抉摘入微》。

江　源

字豫堂,号修水,清代歙县人,迁居松江(今上海市)。精医理,善弹琴,暇则寓兴篆学,追摹秦汉。著有《印谱》若干卷。

程文囿(1761—1833)

字观泉,号杏轩,歙县溪头人。出身于医学世家。24 岁到歙县岩寺镇悬壶,医术高超,闻名遐迩,当时民间称赞其医术"有杏轩则活,无杏轩则殆矣"。勤于钻研,上溯轩岐仲景,下涉杏林百家,精要处辄记之。参考典籍 300 多种,综贯众说,分门别类,精要不烦,掌住要领,自清乾隆五十七年(1792)至道光六年(1826),历时 34 年,撰成 65 万字、分为十六卷的类书巨作《医述》,初刻于 1833 年,之后多次再刊。安徽省卫生厅于 1959 年出版宣纸线装本,1981 年再版简装本。杏轩临床经验丰富,并将一生临床经验之结晶编成《杏轩医案》初集、续录、辑录各一卷。

程文苑

字绮兰,程文囿之弟,随其学医。并协助程文囿编写《杏轩医案》。

程文荃

字春圃,程文囿之弟,随其学医。并协助程文囿编写《杏轩医案》。

程光墀

字丹圃,程文囿之子,从父习医。协助父亲编写《杏轩医案》。

程光台

字芸圃,程文囿之子,从父习医。协助父亲编写《杏轩医案》。

程光庭

字鉴亭,程文囿之侄。协助伯父编写《杏轩医案》。

程光庠

字养和,程文囿之侄。协助伯父编写《杏轩医案》。

程 书

字酉山,程文囿之孙。协助祖父编写《杏轩医案》。

程 春

字序先,程文囿之孙。协助祖父编写《杏轩医案》。

倪 榜

程文囿之学生。协助老师编写《杏轩医案》。

许 朴

程文囿之学生。协助老师编写《杏轩医案》。

许 俊

程文囿之学生。协助老师编写《杏轩医案》。

汪鼎彝

程文囿之学生。协助老师编写《杏轩医案》。

汪有容

程文囿之学生。协助老师编写《杏轩医案》。

叶光煦

程文囿之学生。协助老师编写《杏轩医案》。

郑立传

程文囿之学生。协助老师编写《杏轩医案》。

余朗亭

歙县西乡富山人。清嘉庆年间,尝与程文囿会诊疑难病症,切磋医学。

叶本青

字润彩,歙县溪东人。幼年出家坦平寺,从住持学疡医。后还俗,兼精内科,有奇效。

叶大鏄

字宸远,歙县溪头人。六品衔。知医施药,贫者德之。

吴广杓

歙县昌溪人。曾任五品官奉直大夫。仕而善医,医术高明。

吴亦鼎(1792—1861)

又名步蟾,字定文,号砚丞,吴广杓之侄孙。受叔祖父影响,独喜医学,精通医理,鉴于历代医家均重药物轻针灸,忽略灸治,因此他以灸法为线索,对前人经验进行整理,加上自己的心得,于清咸丰三年(1853)编撰了灸法专著《神灸经纶》。该书体现了灸针并重、力倡灸法,用灸施药、明证善治,注重审穴、分经论灸的学术特点。该书传世较少。另编有《麻疹备要方论》。

王卜运

清代歙县人。撰有《痘科要诀》一卷。

罗世震

清代歙县人。著有《痘科类编》三卷。

吴锦渡

清乾隆年间(1736—1795)歙县昌溪人。素知医理。其父吴鋐瑞慷慨好施,乾隆五十七年歙县南乡大荒,里中疫病流行,命其广蓄药物,随地布施。

项一溶

字鉴亭,清代歙县岩溪人。精医学以养亲,尝客九江,江中巨石屡复舟,一溶捐资募工炸平,使江帆利涉,行驶安全。

汪士震

字东藩,清代歙县富堨名医世家之始祖,约生活于清康熙年间(1662—1722),擅于医业。

汪元珣

汪士震之子,从父习医,皆以医著声。

汪世渡

字问舟,继承父亲汪元珣之医业,博览群书,不泥成法,颇有显效。著有《时疫类方》。

汪大顺

清乾隆年间歙县富堨人。汪世渡之子。接受庭训,随父学医,精通医术,曾寓北京悬壶。乾隆四十二年(1777)皇太后病重,御医治疗罔效,受人举荐,大顺应诏入宫诊治,效如桴鼓,药到病除。乾隆非常欣喜,当时赐予大顺捐职州同加五级。随之于七月二十六日颁发"奉天诰命"之圣旨,特封汪大顺之父汪世渡为中宪大夫,封大顺之嫡母鲍氏和生母黄氏为恭人。同时赐给名贵红豆树苗两株,大顺迅即告别京城,携带圣旨和红豆树苗返还家乡,在富堨建造"娑罗园",将红豆树苗栽于园中,至今此树仍枝繁叶茂。

汪泰昌

汪大顺之子。工医。

汪宗锦

汪大顺之孙。善医。

汪鹿石

汪大顺之曾孙。继承祖传医术,历经七代,亦精医。

汪燕亭(1754—?)

字必昌,清乾隆、嘉庆年间(1736—1820)歙县富堨人。原习儒,自述"缘予族习岐黄广而且著,幼窃慕之,以除母恙",故而学医。谦虚好学,胸怀广阔,认为"予家于黄山,见不多,闻不广,于是游吴越,历齐鲁,至燕赵,方知天地之大,黄河之深"。后入京都,考入太医院,任太医九年期间,因成绩显著,恰逢嘉庆帝五十寿辰时受封官职。随后,他将本人所研习结合院内其他太医的学术经验"采而辑之,质之高贤",于嘉庆十五年(1810)编成《聊复集》。自称"是集无浮文,无余白,一字一句,惟求实学,上保太和,下济民世,非好名泛泛而作也"。同年他辞离太医院告老返乡,临行前将此书由京都琉璃厂韫宝斋刊行于世。

《聊复集》当时流传可见之刻本分五卷,即"医阶辨脉""医阶辨证""医阶辨药""眼科心法""咽喉口齿玉钥全函"各一卷。极为可喜的是他编写的《聊复集·怪症汇纂》四种未刊本手稿,于2017年5月重见天日,该书搜集了汪燕亭整理的秘方、偏方共540种(约650个)。北京中医药大学国际学院前院长傅延龄教授特意为该书题写"中医药第一秘方集"。相关古籍文献专家经过评审,一致认为此手稿属于孤本,文物价值极高,从版本学上来说,弥足珍贵。

汪燕亭并著有《伤寒说辨》,自刊于嘉庆二十一年(1816)。又将《伤寒杂病论》中有关妇科的内容,汇辑成《伤寒妇科》五卷,惜未见刊本。

程正通

生活于清乾隆、嘉庆年间(1736—1820)。清末,同里族裔程曦搜其遗留 57 方手迹,加以钩摩、注释,于清光绪九年(1883)编成《程正通先生仙方注释》(又名《仙方遗迹》),先在民间流传套摩转抄,后于 1927 年由浙江衢县(今浙江省衢州市衢江区)龚六一堂编入《六一子医学丛书》第一集,刊行于世。1977 年,歙县卫生局将此书更名为《程敬通医案》(实为《程正通医案》),并和《心法歌诀》重为铅印问世。程正通在民间享有"槐棠程正通,人称仙医"之盛名。

程四昆

约清康熙末年至乾隆年间(1722—1795)歙县人。祖居槐塘村。四昆得一位精于伤科的黄姓医生秘授伤科医术,始精于伤科,后迁入岩寺镇黄源村,成为黄源村吴山铺程氏伤科之始祖。传子时亨、时中、时彬。

程时彬

字文质。随父学医,擅长伤科,对骨结核、骨髓炎等疾病有一定的临床经验。传子士华、孙鹤生。

程士华

程时彬之子,随父学医。擅于伤科。

程鹤生

程士华之子,继承家传伤科医术。

程永裕

字大成。程鹤生之子,医术精湛,活人无算,定居于歙县桂林镇吴山铺,从此即始称为歙县吴山铺伤科。

程世祚(1826—1899)

字福田,号兆祯。程永裕之五子。例授登士郎。继承祖传伤科医业。

程秉烈(1850—1912)

字继周,程世祚之次子。国学生,徙居歙县瞻淇村行医,专于伤科。作《伤寒注释》二卷、《脉诀捷径》一卷。书未刊行,存其后裔程光显处。子程润章、程杰良传其业。

曹国柱

字维石,新安人。善医,辑《经验良方》。

方锦文

字庶成,清代徽州人。著《药性歌诀》。

叶学棣

字华亭,清代歙县南塘人。幼习医,精其术,存心济世,以方药与人,不计报酬,一生疏财存义,乡里贫困者悉得资助。

叶名琛(1807—1859)

字昆臣,清代歙县人。其先祖文基为名医,在汉口创设叶开泰药堂。父志诜,官兵部武选司郎中,亦精医。名琛出身于医药世家,幼端静勤学,仕而通医,支持家中发展叶开泰药堂事业。道光十五年(1835)进士,授编修。历陕西兴安府知府、山西雁平道道员、云南按察使、湖南布政使。道光二十八年(1848)擢广东巡抚,与两广总督协力抗拒英军入侵广州,以功封一等男爵。咸丰二年(1852)擢两广总督。咸丰六年(1856)擢体仁阁大学士,同年十二月,因名琛持不战不和之策,未设防御,英军突然侵入广东,名琛至英舰谈判,英舰挟其至当时的印度孟加拉,囚于镇海楼。至咸丰九年(1859)二月所带食物已净,以大臣不受辱,乃绝食而卒,其棺柩于同年四月二十日运回广州南海。名琛尝捐银一万两修汉阳长江大堤,以御水患。又捐俸银二万两,请增广文、武学额二名,并著为例,士林称之。

江昱

字宾谷,号松泉,清代歙县江村人。寓江都。嗜读古书,以诗名于时,尤工于咏物,刻貌镂形,牢笼万态。兼通医学,著有《药房杂志》,并编有《潇湘听雨录》《松泉诗集》《韵岐》等。

方成垣

字星岩，歙县西乡人。早年从上海王协中学医，论及血症愈后每多反复，此由胃膜破伤须用法补之，乃创用白及、鱼鳔、丝绵三味烧灰，等分为丸服之，永不复发。著《古方选注》一卷、《方星岩见闻录》五卷。

曹肖岩

歙县人，曾师仇心谷学医，行医于岩寺。

鲍集成

字允大，歙县棠樾人。幼失怙，习举子业，夙愿未遂，遵母教诲，以治儒之力治医，业乃专；推事亲之心济人，心乃尽。游浙江遂安，从父挚友精疡科者习医 3 年，试之颇效，返家遍览诸籍，以方印心，投剂辄效，远近就诊无虚日。每遇疑难杂症，必废寝忘食以究其致病之由，直至奏效而后已。凡临床验者，均记其方，既久成帙，编成《疮疡经验》三卷、《幼科摘要》一卷，于清嘉庆三年(1798)刊行。

毕体仁

歙县人，著《医学心得》五卷、《临症主治大法》二卷。未见。

陈　丰

字来章，歙县人，著《苇杭集》十四卷。

鲍淑芳(1763—1807)

原名钟芳，字席芬，一字惜分，歙县棠樾人。两淮盐务总商鲍志道之长子。以弟勋茂赠通政史，以子均赠资政大夫，以子泰圻赠通奉大夫。自幼随父居扬州理盐业，主持家务，勤慎自守。后亦为两淮盐务总商。父轻财好义，淑芳亦敦本尚义。清嘉庆年间为清廷集众捐输、赈灾、输饷、治理水利工程等，先后共捐银三百多万两、粮食十万多石。其子鲍均继承父志，捐资修府学文庙、文昌阁、尊经阁两学署，重修忠义祠等，义行不胜枚举。为此督抚向朝廷请求，得旨于嘉庆二十五年

(1820)建"乐善好施"牌坊,以旌表其父子之义行。淑芳为人温存俭朴,儒雅好学,富于文采。平生贾而好儒,家有安素轩,为其贮藏书画及研习之所。择其家藏书法名迹之精者,辑为《安素轩法帖》,延聘名家钩摩镌刻于石上。且对医学尤为重视,曾出资刊印马莳《黄帝内经素问灵枢注证发微》等。并将族兄集成之临床经验,分类整理编成《疮疡经验》付梓问世。据道光十年(1830)《安徽通志》载,鲍淑芳撰有《灵素要略》。

鲍泰圻

歙县人,鲍淑芳之次子。乐善好施,精通医学。校刊《鲍氏汇校医书四种》。

杨 机

歙西潜口杨氏儿科第五代传人。从父杨遂梁学习儿科医术,悬壶于当地。

杨应像

杨机之子。随父学医,善儿科。

杨士晖

杨应像之子。继承父业,以儿科行医。

杨德徽

其祖杨守伦始祖专业儿科传此已八世。闻名于世。

杨 桂

杨德徽之子。从父习医,善儿科。

杨本良

随父杨桂学习儿科医术,在当地悬壶。

杨焕璋

继承潜口杨氏儿科祖传医术,颇有声誉。

项天瑞

字友清,歙县南乡小溪人。为人仗义,通医学。乾隆二十七年(1762)撰辑《同寿录》四卷。卷一载养生法、种子法和通治方 37 首。卷二载杂症类方 11 种及杂录诸方 38 法。项氏认为:"外科者,病受于中,症发于外,大则为肿毒,小则为疮疖,痛苦呻吟,有形可指,有迹可见……故以外名之。"所选方药 36 种,并列急症 16 种及奇症 67 种。卷三载妇幼科。卷四载外科 11 门、伤寒证 11 种及杂病诸方 38 首。

汪文志

字持盈,歙县人。博采奇方,修制药饵以疗人疾,历数十年不辍。

李继隆

歙县人。迁居江苏宝山江湾。善医。

李维界

李继隆之子。随父习医。以医为业。

程鼎调

字禹和,号梅谷,歙县人,寓扬州。由儒而商,兼通医学,著有《梅谷丛谈》十卷、《习医明镜》六卷、《配命案》二卷。均佚。

程羽峰

字别山,新安人。迁居来安县。精通医术。

罗　浩

字养斋,歙县人,居江都海州板浦场,博学多才,尤精于医,壮年客扬州,与焦循、汪光曦、黄文旸、钟襄、李钟泗、黄承吉为文字交。其平素契者有疾,即欣然往治,非是辄拒绝之。浩谓:医虽艺术,必先通儒书而后可学,凡请业者,皆先以诗文教之。著有《扬州见闻录》《诊家索隐》《古脉索隐》《药性医方辨》《医经余论》《医书题解录》《医书总录》等。《诊家索隐》(1799)二卷,引述 45 家脉学著述,涉及 34 种脉象及主病,记述诸家诊脉经验、持脉法及临症注意事项,为脉学集成之作。

江 进

字可廷,歙县江村人。行医施药,四方求药者盈门,千里外亦投书购药。凡得经验方必录之,辑《集古良方》十二卷(1790),计 1 017 方。

江 兰

字芳国,号畹香,江进之子。清乾隆年间(1736—1795)歙县江村人。少英敏多才,由贡生应召试,初任兵部武选司主事,擢郎中,转鸿胪寺卿,后任太仆寺卿、大理寺少卿,外补河南、云南、山东布政使,改按察使。嘉庆元年(1796),补兵部右侍郎,转左侍郎。以疾归里,未几,召入都,旋卒。校刻有《集古良方》。

张志宏

歙县定潭人。世业医,明代名医张守仁第八代孙。发扬张氏"伤寒末药方",专治劳力伤寒及外感病,名播歙县、休宁、绩溪及浙江淳安一带。民间凡遇上述重症,乃星夜至定潭求药,活人甚众,使"张一帖"之誉长盛不衰。

张昌烈

张志宏之子。随父习医,善医。

张景余

从父张昌烈学医,享有医名。

江启镛

字凤仪,清歙县城里人。自幼习医,弱冠时即有医名。传子之源。

江之源

字昆圃,歙县人。监生。继承医业,乾隆三十六年(1771)大荒,徽地疫病流行,施药诊治,活人甚重。郡守魏化麟、邑令杨祈迪咸赠匾额,名重一时。

胡之煦

字淑和,歙县人。工医,屡起沉疴。子玉堂继其业。

程三才

歙县人。善医,著《证治阐微》四卷。

程国汉

歙县人。工医,于麻证尤优,著《麻证全编》。

鲍邦伦

字时宪,号乐静老人。歙县人,精针灸术。

毕泽丰

清歙县人。辑《喉症单方》。

胡大淏

字鹤田,歙县人。工诗,隐于医,著《易医格物篇》四卷。

曹 诚

字仲宜,号顾圭,歙县雄村人。清乾隆辛卯(1771)进士,授编修,兼精医。

叶支镛

一作叶支绣,字杏江,歙县仇家塘人。行医于维扬(今江苏省扬州市江都区一带),治病救人无数,闻名登门求治者甚多,人来车往,门庭若市。

王 勋

字于圣,歙县人。本姓洪,世传眼科。少喜医,后益致力于医学,寓居扬州,曾游三江两浙,行医 30 余年,擅治时令病。清嘉庆四年(1799)客居苏州时,撰《慈航集》(又名《慈航集三元普济方》)四卷。是书专论春温、瘟疫诸症,详细阐述病因、治法,特别是关于痢疾的辨证治疗,分痢论、论治、论脉等篇,附治痢方 40 首、痢后调理方 6首,论述周详,选方周到,于今仍有参考价值。诗人袁枚 80 岁时病 200 余日,叠医未除,作“绝命词”以告故人:“九死谋一生,求医乃越境。”请王勋诊治,王以消导之剂治愈。袁枚喜不自禁,作“告存诗”题于《慈航集》为序。王氏精“五运六气”,在《慈航集》中以司天甲子六十方论治时邪疫病,虽嫌拘泥,但有一定参考价值。

吴章侯

字畹清,歙县人。曾任太守,世精外科,辑家传秘法《攒花知不足方》为蓝本,又校辑徐文弼《寿世传真》《救急奇方》六卷,陈杰《回生集》《续回生集》各二卷,编成《攒花易简良方》四卷行世。

胡丹宸

清代歙县人,客居武汉。世代业医,声名显著,活人无算。

许佐廷(1816—?)

字乐泉,歙县许村人,生于清嘉庆二十一年(1816),卒于光绪年间(1875—1908)。以儒入仕,曾任太守等职,后习医,擅于喉科,以医活人 40 余年。道光二十年(1840)见西园喉科家有秘传善本,留心访问取得,穷三昼夜之功抄成,验之临床,效果肯定。同治四年(1865)许氏将自己十余年治喉经验编成《喉科外编》附于郑鏖秘本之后,定名《〈喉科秘钥〉于白腐(白喉)一症论治》,惜未周详,且当年患喉症者以白腐为多,治之不得其旨,为害尤烈,乃著《喉科白腐要旨》二卷。《白腐要旨》以虚燥立论,治白喉与郑枢扶《喉白阐微》一脉相承。

许思文

字俊臣,附贡生,许佐廷之子,精于医,治多效。年四十著有《妇科阐微》《幼科简便良方》《喉科详略》,均未见。有《墨罗痧问答》(1902)一卷,述霍乱的辨证治疗。

许维贤

许佐廷之侄,工医。与许佐廷共同编《活幼珠玑》二卷,简明扼要地论述儿科病变的证治。该书于1873年刊行。后被曹炳章先生编入《中国医学大成》,认为此书"诚育婴保赤之良书也"。

程有功

字思敏,清嘉庆、道光年间(1796—1850)歙县富堨镇冯塘人。医学精邃,享有名声。著书数十卷,皆毁于战乱。程文囿推重之。现尚传有《冯塘医案》二卷。擅长治疗内科杂病特别是虚劳病。善于教学,曾带教出三名新安名医:王学健、程芝田、叶馨谷。

王学健

名履中,冯塘毗邻的王家宅人。清嘉庆二十五年(1820)拜程有功为师,虚心好学,得其真传。当时名人张文毅、左宗棠常请他治病。医术精湛,名扬江、浙、皖、赣。成为"新安王氏医学"之始祖,传子王心如、孙王养涵等,传今共7代。

王心如

王学健之子。从父习医,闻名于世。

王　谟(1859—1904)

字养涵,又字漾酣,号獧斋,又号芦溪隐医。王心如之子。民国《歙县志》单设"王谟"条目,谓"谟幼承家学,专精医术,远近求医者皆归之,称新安王氏医学",并记叙了许氏族孙病危其一剂治愈的事迹。诸子皆能传其学,尤以次子仲奇最为出色。

程芝田

字瘦樵,又名鉴,清嘉庆、道光年间(1796—1850)歙县槐塘人。其家族多名医,如明末清初程敬通等。幼承家传医术,曾问道于休宁汪文陶。后闻本邑程有功医技高超,又拜他为师,学业益精。自道光末年至同治初年(1850—1862),寓居浙江衢州悬壶,疗效显著,名震远近。衢人绘"杏林春色图"赠之。带教门人衢州雷逸仙。撰有《医法心传》一卷、《医约》(又名《医学津梁》)四卷。雷逸仙传儿子雷少逸。《医法心传》约撰于咸丰年间(1851—1861)，咸丰辛酉兵燹后，雷少逸托友人觅其父逸仙之医书不可得，乃得程芝田所撰《医法心传》之抄本，认为："先生为吾父之师，得先生书，犹得先父书"，喜不自胜，于光绪十一年(1885)刊行。《医学津梁》作于同治二年(1863)，未刊行。民国十四年(1925)，雷少逸外孙龚香圃因此书名与王肯堂《医学津梁》(原名《医镜》)同名，乃更名《医约》，并增入序文 5 篇，酌加按语，又作"死候概要"卷附于后，定名为《医约补略》，于 1927 年刊行。该书为中医入门书。少逸之子雷大震、芝田之侄孙歙县程曦、衢州江诚等人皆受业于少逸，故言程氏后继者众多。程曦与同窗雷大震、江诚曾共同编写《程正通医案》《医家四要》等著作。

叶馨谷

名昶，歙县梓坑人。幼读诗书，后从程有功学医及襄诊 10 年。然后定居休宁悬壶，擅治温热时疫、杂证，疗效显著，颇得恩师真传。清咸丰年间(1851—1861)皖、浙、赣疫情严重，出资在歙县、黟县等地开办药局，自制成药，奔走于三省交界之疫区，送诊施药，活人无数。时人咸称"看过叶馨谷，死了不用哭"，可见声誉之高。其子韵笙将父亲行医 30 余年的验案加以整理，于咸丰十一年(1861)编为《红树山庄医案》十二卷，惜未出版，仅有抄本存世。

叶熙钧

字韵笙，叶馨谷之子，承家传医业，著《东山别墅医案》，收录进《新安医籍丛刊》刊行。

叶熙铎

字卓民，叶馨谷之子，随父学医，著《种蕉山房医案》《观熙居医案辑录》(藏于安徽博物院)。

叶孟辄

字世寅，叶馨谷之曾孙，继承家传医业。著《两梅庵医案》。

洪映中

清嘉庆至咸丰年间(1796—1861)歙县洪坑人。世代业医，又师从斡村汪氏，治效益显,闻名于世。传子桂。

洪　桂(1829—1896)

字月芬,歙县洪坑人。洪映中之子。精于医术。著有《抑隅堂散记》。歙县卫生局曾将其遗方整理为《洪桂医案选》。

王不庵

原名艮,后名炜,清代歙县人。工古近体诗,中年返回故里歙县。熟《易经》,爱文学,通医理。

江嗣埙

字彩山。清代歙县江村人。精外科,近境数十年治愈无数。

吴南芗

字文徵。清代歙县人。流寓山左。能诗,尤工书画。嘉庆十八年(1813)曾以布衣上书论保甲事,议以为狂。当得罪,上特宥之。奉旨回籍,不加罪也。晚年尝寓吴门,行医自食,可谓奇士。

饶　埕

字福堂,歙县人。世代业医,著《伤寒诀》《伤寒变论》。

鲍方珍

歙县人,寓扬州行医。据中国中医研究院耿鉴庭称:歙籍寓扬名医鲍方珍,与广陵唐楚珍同门而齐名,其六伯祖耿世珍均曾师事之。迄今鲍氏、唐氏所传者,每于道门之下用“珍”字,扬俗称为“珍”字门,为擅长各科之一派。

方省庵

字补德,歙县人。撰《喉风论》四卷(1808),论述以喉风(含喉痹)为主的咽喉病症的治疗方法。另著有《痘症本义》二卷,有清刻本。

江本良

清代歙县人。著《飞布保脉集》。

江有诰(1773—1851)

字晋三,号古愚,清代歙县人。音韵学家。著《音学十书》。并撰编《素问灵枢韵读》。

洪 蕙

字芳圃,清代歙县洪坑人。四川顺庆知府,太医院属官。

程宏浩

清代歙县荷池人。因母病,服侍月余,衣不解带。自慨苦不知医,遂研究医学,而渐精医术。

程 曦

字锦雯,歙县槐塘人。从《时病论》作者雷少逸学医10年,得其薪传。与同门江诚、雷大震共纂《医家四要》(1884)四卷。卷一为脉诀入门,卷二为病机约论,卷三为方歌类别,卷四为药赋新编,皆集少逸平日选读之书,分门别类,括歌汇赋而成。其中去泛删繁,辞明义显,便于诵习,极易入门,诚为医家至要至约之书。程氏还曾参订雷少逸《时病论》。注释程正通医案57则,名《程正通先生仙方遗迹》。1977年歙县卫生局翻印曾误名为《程敬通医案》。

许 凝

字裕卿。清代歙县人。曾在歙县、休宁行医。能以手代针,用推拿法,有奇效。世罕其传。著有《遁气符》《医记》《黄游集》。

黄山采药翁

佚名,歙县人,撰《农经酌雅》二卷,其中有不少医药内容。

养晦斋主人

歙县南源人。佚名。业儒。兼习星卜堪舆之学,研究岐黄之本源。编写《医家必读》二卷。

汪　宏(1836—?)

字广庵。出生于歙县渔塘,幼年丧母,在休宁长大。14岁由其舅带往当时的浙江衢县经商。汪氏聪颖好学,得到当地一程姓医家厚爱,"出家藏典籍,搜秘授之篇章,任其揣摩,正其讲解"。后又问道于程思槐,问医于周浩川,阅历20余年,于医理、脉理、药理无所不通。撰有《注解神农本草经》《本经歌诀》《望诊遵经》《本草附经歌括》《脉诀》《入门要诀》,以上合称《汪氏医学六种》。《望诊遵经》是其代表作。汪氏认为医学自汉晋唐宋,鲜能出《内经》《难经》范围,诸家遗文旨趣汇归为二:一曰诊,二曰治。救治必先诊之,非诊无以知其病,非诊无以立其治。先贤所谓明理,即辨证,亦即知诊。望诊为四诊中较为重要之一诊,汪氏积其数十年临证经验,参考各家先贤之说,望诊之时间、动静、部位、主病及身形、体态、排泄物色泽,结合天时地理、声音脉象一一辨析,并阐发其病因、病机,最后指出其治之标本先后。其论述黜华崇实,纲举目张,对后世颇有参考价值。据民国《歙县志》载,汪氏还撰有《伤寒论集解》《金匮要略集解》,惜未见。

鲍亮宣

字春圃,清道光至光绪年间(1821—1908)歙县棠樾人。曾祖父志道为两淮总商,因在盐税征收及捐输军需、赈济等赞助之劳,被封为内阁中书、奉直大夫、中宪大夫等。祖父勋茂为特赐举人,授内阁中书,集官、商、儒于一体,广交天下名士,与纪昀、刘墉、梁同书、朱珪、伊秉绶、孙星衍等相交游。父时基,官贵州黔西州知州,收藏称富,工书画。亮宣能文,工书法,旁及医学、音律、卜筮星历之术。

罗良甫(1836—1883)

名亨贵,字以行,清代歙县呈坎人。幼家贫,13岁随舅父去海州(今江苏省连云港市)益新布店当学徒。15岁下乡收账时,遇见医书,遂学习医学,为人治病。28岁时,知州女儿患瘰疬,四处求医无效,良甫为其治愈,医名遂振。后从扬州名医进修,开设药店,挂牌行医,求医者络绎不绝。回乡探亲时为人治病,则施药分文不取。48

岁时携妻女返里,居家免费义务为乡邻治病,积劳成疾,病逝于家。

存　朴

清代僧人,兼业疡医。原在歙县洪坑云宝相堂出家,以其疡医余获别营精舍于歙县西乡桐坞,即称尚贤院。

叶诚美(1849—1922)

乳名元社,清代歙县溪头人。幼读《四书》,长研岐黄。早通计然济世之术,晚好郭璞地理之学。青年接手祁门县城祖传"大生堂药店"。经营以义为利,交际无论贫富,不几年业骤起。又以祁门药店之盈利,于屯溪创设"生生堂药店",人尊为祁门国药界翘楚。家中常备赠送药品,病者求之即赠。因精医,擅外科,每贾余返里,慕名求治者盈门,皆予免费诊治并赠药。贫困而须内服中药患者,更倒贴钱银令依方买药。

吴星堂

清代歙县人,咸丰、同治年间(1851—1874)寓居武汉。世代业医,闻名于世,凡遇疑难之病,得先生全活无算。

江文珂

清咸丰至光绪年间(1851—1908)歙县江村人。家世业医,其先人在嘉庆、道光年间(1796—1850)以精于幼科名于世。承家学,文珂医名益著,世称"江村小儿科"。子懋功、孙笃生承其业。

程景耀

字介亭,徽州人。著有《玉泉镜》,一名《天都程氏选辑外科良方》。

汪伟公

新安人,传"二气丸",其家亲友凡小儿服此丸,永不出痘。

曹克明

徽州人,寄籍青浦县(今上海市青浦区)重固,神于治痘。有南翔镇某,年十六,患痘将死,牙关闭。克明令取松香 1 斤、猪油 5 斤,捣烂涂遍体。及旦,所涂脱,内有蛆无数,又理十数日愈,众惊为奇。

张文健

字步贤,歙县定潭人。通医,施诊施药于乡里。清同治年间建定山文会,修屏山亭与定潭路。

汪声大

字道五,歙县西门外人。邑之秀才。通医以济众为念,无论贫富远近,求诊立应,尝制膏丸多种,施与极贫者。

江允暐

字东扶,歙县江村人。乐善好施,对贫困者施棺材万余具。工医,善幼科,撰有《痘诊集验》《胎产秘书》。

殷世春

字杏堂,号苻塘。清乾隆年间(1736—1795)歙县殷家村人。工诗书,精内科,尤善痘科。著有《医方别读》《本草便读》《幼科金镜》《痘科重光》等书。传子嗣升。

殷嗣升(1790—1851)

字日初,号怡斋,殷世春之季子。继承父传医术,尤擅痘科。

殷长裕(1812—1862)

字涌芬,号味松,殷嗣升之长子。善文学,爱诗歌,通乐艺。继承家学,精内科,对痘科尤有心得,颇享时誉。其时疫痘流行,慕名求治者,竟日不暇,活人甚众。后迁家于歙县南源口。著有《本草便读补遗》以课弟子。门人巴道明尽得其传。

殷安涛(1854—1910)

名景修,字云舫,号海峰,殷长裕之子。童年丧父,由母抚育,弱冠时受母命从父之门人巴道明习医。刻苦钻研《内经》等书,学成归里,益勤精研,造诣日深。辨证立方,一丝不苟。遇疑难杂症,当机立断。治病不计报酬,贫病者辄送医药。日诊百计,晚年誉高。1910年秋,歙县疫痢流行,安涛日夜救治,积劳染病而殁。撰有《殷云舫医案》二卷,未刊。子4人,有3人继其业。

巴堂试

字以功,歙县南街人。精于医,清咸丰年间(1851—1861)避乱江西,治病负有盛名。著有《病理药性集韵》《叶调详释》《本草便读》等书。

巴堂谊

又名茗生,字道明,巴堂试之弟。举孝廉,工书法,后从同邑殷诵芬学医,卓有名声。

巴锡麟(1859—1924)

字菊仙,歙县南街人。幼失怙,由母抚成,先习儒,工诗,善书法,废科举后从叔巴堂谊学医。同时学医者尚有殷云舫、吴子石、汪海棠。精于医术,登门求治者众。他一生治病,慎用苦寒,尝诫后学云:治病必详察病情,辨证务求精确,用药尤慎苦寒,轻则使邪稽留,缠绵难愈;重则使正气内陷,死亡立至。他对伤寒初始,以温宣为主,用药灵活,往往一剂霍然,故有"巴一帖"之称。堂侄巴觉春,门人许芸生、许子云、王楫庵传承其业。

江少薇

歙县人。4岁丧父,赖祖母抚养成人。幼聪明喜读书。因祖母夙疾不已,自亦体弱,乃究心医学。5年中悉知医药大要。后适经兵乱,遂谋食四方,萍游10余年,访师交友,切磋医术。清同治十一年(1872)受伯父命赴山东,继客益都、淄川,以医善于时。光绪四年(1878)时疫四作,知府徐筱山重理淄川,捐资立局,江氏受聘主持药局,活人无数。因采古方,酌以己见,撰《妙莲花室新编二十八方》行世。

连　氏

佚名，歙县人。善医，尤精妇科，辑有《增订达生篇》三卷。

梅江村

歙县人，著《脉镜须知》二卷。此书为贵池周明亮觅得，经刘凤翥（会卿）编次后，周氏于清光绪二年（1876）刊行。此书将二十八脉呈象主症剖析入微，使学者便于掌握。

吴承荣

字显文，歙县昌溪人。吴氏认为《神农本草经》乃三坟中之一典也。后经历代名家注释增补，本草一书，纷纷杂出，药品增至千余种。至明代时，濒湖李时珍《本草纲目》以博为多，卷帙浩繁，广收药品 1 892 种，注明某方用某药，治某病，详悉无遗，集以大成。复有仲淳缪氏《本草经疏》以简为务，疏注药品 490 余种，分列病门用药忌宜，足可为法。然而书只可备览难以诵读。例如汪𬤇庵《本草备要》《本草从新》，亦非读本。《药性歌赋》更多遗漏。因集药品 570 余种，备于此卷，以主治功能分门类，如金、石、草、木乃于药味上分别注明，以备查考，有利于初学者阅读。光绪壬辰（1892）辑成《吴氏摘要本草》，未刊，抄本存于上海中医药大学图书馆。

程镜宇

字翼安，歙县槐塘人。诸生，署通州石港盐场大使。精研医学，著有《痧喉阐义》。程氏认为：痧喉一症，古无专书，疫病流行，于今尤烈。究其近代诸说，莫不外状其行，内迷其理，大概述其然，而鲜有明其所以然。于是将疫毒发为痧喉之故、疫痧之流行、临床表现、病之转归、治疗要领、用药法度表述细腻周详，于瘟疫二义辨析尤确。推崇陈耕道《疫痧草》而有发挥。《痧喉阐义》清光绪元年（1875）撰于维扬（今江苏省扬州市江都区一带），光绪三年（1877）刊行。

胡学训（1836—约 1905）

字养素，歙县南乡金竹岭人。幼读诗书，曾任塾师，因家境萧索，贫病时增，乃攻医学。先研痘科，继研伤寒、温病诸书，后读了费伯雄《医醇賸义》，见其条分缕析，纲举目张，可补前贤之阙略，乃将此书括成七言，名曰《医醇賸义歌诀》。全书分 21 症，

209首,详加注释,词明义显,便于诵读。还撰有《胡学训医案》一册,未刊。

王君萃

徽州人,著《小儿烧针法》,专治小儿二十四种惊风。

丁肇钧

字贤真,号磊磊颇皮,歙县人,居江西。始以丹膏行医,治多效验。兼治目疾、内科,求诊者盈门。遍求海内奇方,每得秘方即修合以备临症应用,验则存,不验则弃,历数年得方千余,编成《见症知医》六卷(1900)。

汪宗沂(1837—1906)

字仲伊,一字詠村,号弢庐,歙县郑村西溪人。清光绪二年(1876)中举,光绪六年(1880)进士。签分山西即用知县,告病在籍。为歙县大儒,经学家,曾任歙县紫阳书院山长。对《伤寒论》颇有研究,撰有《伤寒杂病论合编》(又名《杂病论辑逸》《张仲景温疫论》)一卷(1888)。汪氏认为仲景书"痉湿暍""霍乱"等篇之后,"阴阳毒"等症之前,必有"天行时气温热(瘟疫)病之方论"。而世本不见之者,非尽亡逸也,由王叔和撰次乱之也。汪氏从《伤寒论》《脉经》《诸病源候论》《千金方》与《外台秘要》等书中辑得仲景逸论46条,从《肘后方》《千金方》《外台秘要》中辑复逸方23首。汪氏对所辑逸论、逸方"必有确证,方行补入"。他还除去了部分人假托仲景所立之方,诚如他在"自序"中所说:"今兹编辑,大旨重在还仲景之旧,补方论之全……虽未能尽合原书之次,而寒温之异治可以举隅矣。"汪氏这种研究方法与历代各家均有不同,可谓别开生面。汪氏还撰有《小儿方药》一卷,安徽博物院藏有抄本。

曹启梧(1836—1901)

字鸣岐,歙县蜀口(今属安徽省黄山市徽州区)人。师从浙江嘉兴名医程玉田学习疡科,尽得其术,并有发挥,遇重病他医不能治者,应手辄效。闻名于歙县、休宁、绩溪、淳安等周边各县。传子承延、承隆。

曹丞延(1866—1935)

字益新,曹启梧之长子。随父学医,善外科。因治愈休宁县翰林吴廷芬背疽重病,受赠"妙手回春"匾额。此后休宁、屯溪、旌德、绩溪、婺源、淳安等地求医者络绎不绝。传子崇竹、典成。因老家交通不便,故 1932 年率长子崇竹迁居歙北富堨行医。

曹丞隆(1868—1908)

字兰阶,曹启梧之次子。继承家传外科医术,兼通内科。

周太平

原籍浙江遂安人,咸丰末年迁居歙县城里南街行医,专治眼科,求治者众。周氏眼科始于高祖,得僧人授眼科秘方,治多奇验,于是按方制药,专治眼科。子灶鳌继其业。

周灶鳌

随父周太平学习眼科,善医。

鲍增祚

字弗庭,号小兰,歙县蜀源人。医不受酬,喜吟咏。著《昙华书屋遗稿》。

潘恒椿(1829—1888)

字永年,号子灵,别号老竹山人。歙南老竹岭脚人。清同治年间(1862—1874)授登仕郎,选用州尉太学生。通儒,工书法。其先世以医为业,传至恒椿已五代。他以"不为良相,则为良医"自勉,精于医术。毕生以医济人,颇有声誉。

曹云洲

原籍歙县,后寄籍吴县(今江苏省苏州市),家住姑苏阊门西街。编有《叶氏医案存真》。传子承洲、春洲。

曹承洲

曹云洲之长子。随父学医,精通内科方脉,兼治外科痈疽等症,以医名于世。传子沧州、福元。

曹春洲(1842—1912)

曹云洲之次子。继承父传医术,精通内科方脉,悬壶于苏州。著有《雪蘸轩集》。

曹沧洲(1849—1931)

名元恒,字智涵,晚号兰叟,又号兰雪老人,曹承洲之子。传承祖传医术,精通内科,亦善外科。辨证精确,立法严谨,处方灵巧,治多良效,医名益隆。清光绪三十三年(1907)德宗皇帝病笃,征召名医会诊,沧洲与青浦(今上海市青浦区)陈莲舫同时征为御医,入京治病,获得良效,名重清宫。翌年因病告老还乡,从此谢绝诊事,颐养天年。曾手批《素灵类纂》《徐洄溪医案》等,参校刊行《叶氏医案存真》《叶选医衡》《静香楼医案》《温热论笺正》等。侄曹惕寅辑其《霍乱救急便览》《戒烟有效无弊法》。从其学者,皆成一时医望。所著《曹沧洲医案》两卷,刊于1924年,上卷为内科杂病,由门人屠锡淇所编,下卷为五官科及外科病症,由再传弟子董雪帆辑录。现今苏州瓣莲巷4号"曹沧洲祠"系清末曹沧洲诊所旧址。

曹福元

曹沧州之弟。从父习医,擅于医。

曹南笙

曹沧洲之长子,继承祖传医术,善医。

曹黼候

曹沧洲之次子,继承祖传医术,善医。

曹融甫

曹沧洲之幼子,继承祖传医术,善医。

六、近 现 代

许韵清(1856—1936)

人称"白胡"。歙县许村环里门人。前清附贡生,诰授朝议大夫,著有《继吟文集》八卷。精通外科,以救死扶伤为己任,编著《许氏医效》一书。

杨恭甫(1858—1933)

清末至民国初期歙县人。擅医,工诗。曾随清政府驻外使节赴英、比、德、意等国。辛亥革命后,在汉口(今武汉市)创办慈善会及中医医院,任中医医院院长。民国十七年(1928)任汉口市卫生局中医检定考试委员会委员、医学杂志社顾问。

杨养斋

杨焕璋之子,歙西潜口杨氏儿科第十二代传人。从父习医,擅儿科。

杨宗杰

字彦候。杨养斋之子。继承祖传儿科,闻名于世。传子以阶。

叶履安

清末至民国初期歙县溪头人。前清秀才。业儒兼岐黄。民国初在溪头开设"复生堂药店"。并搜集学习名医及民间验方,功底日深,坐堂诊病,只卖药不收诊费,义声播于乡里。

王轮梓

歙县南乡正口人,其先世业医,至此已六代。精于妇科。传子从之。

王轮权

王轮梓之长兄。擅伤科。惜无传人。

王轮杰

轮梓之二兄。擅妇科。惜无传人。

王轮操

轮梓之三兄。擅喉、眼科。惜无传人。

潘恒林

潘恒椿之弟,歙南老竹岭脚人。清末当地名医第五代传人。传子政蔚。

潘政蔚(1865—1944)

名政贵,字伯文,潘恒椿之子。15 岁从父潘恒椿习医。善内科。闻名于乡里及浙江昌化。父殁,抚养四个弟弟成人,负担拥有五十余人的大家庭,处世谋生,务求勤俭,同堂共室,和气致祥。传子仲古。

周子余

歙县人,迁居新昌县澄潭。行医 30 余年,医名甚卓。年老返乡,家人互不相识。民国初年,新昌瘟疫大流行,得者多死而不救,澄潭群众联名函请子余返澄。回到新昌,日夜救治,活人甚众。操劳过度,卒于澄潭,时年 80 余,当地群众为之墓葬,并立碑以志之。

李颂南

歙县人,名医徐香泉门人。医术颇精,负有时名。民国六年(1917)与沈尔昌合编《救急录》,介绍中毒症状、鉴别方法、救治注意事项。

郑　靖(1867—1930)

字纂钦,歙县郑村人。西园喉科郑永柏之子,擅治喉疾,名著徽州。清咸丰元年(1851)其叔祖郑玉挥殁,叔永松早亡,叔祖母许氏乃立侄永柏为嗣,使西园喉科得以传承,郑靖使家业复兴光大。子维熊(字渭占)承其学。

程润章（1868—1927）

名绍业，歙县吴山铺人。为吴山铺伤科第八代传人。程秉烈之长子。继承祖传伤科医术，颇负时名。

程杰良

名绍远，程秉烈之次子。居吴山铺。善于伤科。传子以笙、维芳。

程木斋

字振铎，程润章之长子。继承祖传伤科，居歙县瞻淇村行医。传子光梓。

程谨斋

字振权，程润章之次子，从父习医，擅伤科。传子光亨。

王从之（1868—1949）

歙县武阳乡正口人。随父王轮梓习医。擅妇科。人称"正口妇科"。乐善好施，求治者众。1937 年八十寿诞时，五河县县长张宪（歙县武阳人）赠予"七世良医"匾额。传子峙山、竹楼。

洪祝潭（1870—1930）

名溶。歙西洪坑人。少受业于洪月芬。老师早殁，师子洪韵澜学业未成，乃在师母家应诊三年，其诊金全归师母收入，并带教师弟韵澜成长。诊病细心，医术高明，德高望重，医名远扬。

鲍槎伯

歙西堨田人。擅于眼科，享有声名。1941 年曾参加歙县中医审查委员会，负责办理全县中医的审查登记工作。

余伯陶（1872—1944）

字德埙，号素庵。清末至民国初期歙县人。其父亲赴上海谋生，他出生于江苏嘉定(今上海市嘉定区)。清光绪十三年(1887)拜歙县籍太医曹沧洲为师习医。光绪十七年(1891)出师后回嘉定悬壶。20岁从吴门陈子然再度深造。1893年起先后在上海吴淞镇和上海市区九江路挂牌行医。潜心医道,精通内、外、妇科,造诣极深,名盛一时,为当时沪上三大著名中医师之一。从1902年始,先后与同仁一起创办上海医学会、上海医务总会、中国医学会等。为反对北洋政府教育部歧视中医,他与好友同仁在沪组建神州医药总会,并被推选为会长,在四川、福建、江西、广西、云南等省设有10余个分会,有会员数千人。1913年主编发行《神州医药学报》,其间孙中山曾慕名请其诊治,并给予褒奖。1918年创办神州医药专门学校,并任校长。1929年积极组织并参与抵制反对南京国民政府卫生部提出"废止中医案"的活动。著有《鼠疫扶微》《疫证集说》《伤寒古义》《素盦医话》《救急便览》。带教门人徐孟君、郑健初、黄仲甫、支正权、吴祖尧五位。

方庶咸(1872—1947)

小名麒,清末至民国时期歙县西乡人。儒而通医。清光绪十六年(1890)中举人后,在村中开馆教书。见陶行知年少时天资聪颖,很有培养前途,亲自到陶行知家去,告诉其父陶位朝,愿意收其为学生。但陶家贫穷,缴不起束脩,婉言谢绝方先生之好意。庶咸爱才如命,再次登门,耐心说明免费教之,行知的父母方才同意。父母称幼时之行知小名为"和尚",庶咸认为不雅,根据《尚书·舜典》"濬哲文明"之意,改称"文濬"。庶咸为陶行知的启蒙塾师。光绪三十一年(1905)废科举后,庶咸边教学边行医,悬壶济世,挂匾称"儒医内妇儿科方庶咸",多为义诊,里人称之"麒先生",口碑甚佳。民国二十三年(1934)停诊,赴浙江兰溪任恒大有京百货绸布庄账房先生,民国二十七年(1938)辞职返里,民国三十六年(1947)逝世。

金安伯(1873—1933)

歙县潜口镇潜口村人。清代廪生,工诗文书法,为当地著名儒医。曾于沪上开业,并在潜口、呈坎讲授医学。

方　堨(1873—1946)

字伯宣、伯轩,清末至民国时期歙县唐里乡外磻溪人。幼居县城问政山,投师学画,后又拜师学医。成年后,在家乡行医、作画。清宣统年间,其作品曾参加全国画展,获银质奖章。安徽博物院藏方埙青绿山水团扇,工整精到,颇得古法,近似清初人手笔。邑人许承尧记云:"伯宣名埙,歙南乡近时人,以人物著名,作品流传人间甚多。"

汪容伯(1873—1948)

字宏度,清末至民国时期歙县人,流寓浙江龙游。出身于名医世家。邑之秀才。27岁随父至龙游行医。光绪三十四年(1908)开设"云杏堂"药号。擅疑难杂症,常为贫病施医舍药,生平无片瓦寸土之蓄。曾先后供职龙游县中医师公会、浙江省卫生处、国医馆、衢龙兰汤四县抗疾防痢委员会,为龙游县参议员。工诗善画,尤以梅、兰、竹、菊著称。殁后葬龙游虎头山乡彦塘坞村,出殡时送葬者千余人。

胡天宗(1873—1953)

字则学,号德馨,别号庼鹤。歙南金竹岭人。在父亲教导下,文学诗词基础较深,刻苦钻研医学。先在外地,后回家乡定居北岸之南村行医。其医缘甚广,与时贤张锡纯、何廉臣、邵兰荪、刘吉人、张山雷、史介生等关系密切,常往来尺牍,共商中医大计。1925年曾被聘为如皋医学社特约撰稿人、《如皋医药杂志》72位主编之一。1930年任全国医药总会歙县支会执行委员(后改组为歙县中医公会,继任执行委员)。1937年任歙县中医学校副校长,并和黄育庭共同主编《歙县医药杂志》。著有《天中庼鹤研精集》《诊余笔录》《药性要略》《药物小说》《医案汇存》等。一生带徒五人,以吴紫荆最显,吴在杭州行医。

胡天民

字觉先,号樾馨,又号半山居士,歙南金竹岭人。胡天宗之族弟。曾悬壶于苏沪一带。与时贤张锡纯、杨燧熙、刘吉人、时逸人、史介生等交善,常书信往来,议论中医大计。著有《浣花草堂医案》《新编六因条辨摘要》《保婴铁镜》《伤寒合纂》等,均未刊行。

许承尧(1874—1946)

字际唐,一字苣公、讷生,号疑庵,晚年自号婆娑翰林,清末至民国时期歙县唐模人。先世以业盐致富。幼读家塾,肄业于郡城紫阳书院。光绪二十年(1894)中举人,光绪三十年(1904)中进士,授翰林院庶吉士。曾任翰林院编修,兼国史馆协修。民国时期,历任安徽省高级参议、安徽全省铁路督办、甘肃省府秘书长、甘凉道尹、兰州道尹、甘肃省政务厅长等。生平嗜书好学,博洽经史,儒雅能文,尤工于诗,兼通医学。自民国十八年(1929)起开始撰写《歙事闲谭》(原名《歙故》),至民国二十五年(1936)成书三十一卷。上自秦汉,下迄民国,保存了丰富的徽歙历史文化和人文风俗史料。复于民国二十二年(1933)充任《歙县志》总纂,历时四年,编成《歙县志》十六卷,全书达百万字,以其内容丰富翔实而著称于志苑。《歙县志》和《歙事闲谭》中都记述了新安医家和医籍,成为新安医学研究者采撷的珍贵资料。并曾撰写《医阶》《保产万金经》《汪氏拟方》等医籍。平生热爱家乡社会公益,修葺唐模檀干园,发起修复浙江墓及歙城太平桥等。孙媳朱南孙是第三届国医大师、上海中医药大学妇科教授。

曹凤冈

清末太医曹沧洲之孙,继承祖传医术,以医名于世。

曹凤钧

清末太医曹沧洲之孙,继承祖传医术,以医名于世。

罗卓庵

歙西呈坎人。善于妇科。子继文、孙毅承其业。

罗子厚(1874—1960)

名杰,歙西呈坎人。擅治妇科经、产诸难症。

方乾九(1876—1961)

字肇元,歙西岩寺镇虹梁村忠堂人。14岁随舅父赴江苏兴化经商,20岁拜兴化苏成斋为师学医。三年出师,返歙行医。1934年曾任如皋中医公会监委主席。抗战时期为负伤难民免费治疗,并赠送药品。晚年名闻皖、江、浙、赣。擅于内科,尤精治疗肺痨咯血。传医术给子建光、在之,女锦筠,侄咏涛外,一生还带学徒殷巨宾、胡文田、丰文昇、丰文涛、丰仁贤、罗仲祥、张结扬、张祥霖等33人。中华人民共和国成立后,曾参加岩寺联合诊所,后转为岩寺公社卫生院工作。一生乐善好施,济世利人。著有《方乾九医案》。

洪韵澜(1880—1959)

名祺,歙西洪坑人。家世业医。少随父洪月芬学医,但父早殁,乃从父之门人洪祝潭继续习医。后定居岩寺。中华人民共和国成立后曾参加岩寺联合诊所。行医近60年,擅于内科。门人有江以古、张寄凡、舒眉轩、张颂山、吴席尘、洪寿民、江宗权等。1978年,歙县卫生局新安医学研究小组搜集其遗方,辑编为《洪韵澜医案选》。

曹惕寅(1881—1969)

字契敬。歙县人,居苏州。家世业医。得伯父曹沧洲、兄曹南笙传授,精内、外科。临床工作60余年。曾任上海市中医文献馆馆员。著有《翠竹山房诊暇录稿》二卷。

毕霞轩

歙县城里斗山街人。民国十八年(1929)国民政府通过废止"旧医"决议,受歙县中医界委派,毕霞轩于当年3月17日赴上海参加十七省、市医药团体的代表大会,会后并参加"请愿团"前往南京向国民政府提出抗议。回歙后参与筹建全国医药总会歙县支会,该组织于1930年3月2日正式成立,毕霞轩任监委。中华人民共和国成立后初期在斗山街家中开业。

王巨青(1881—1943)

字宗樾,歙县叶岔人。王光仪之子,随父学医,精外科,名噪歙县、绩溪。平生乐善好施,热心教育,兴办叶岔"务本小学"20余年,一生带徒9人,子靖庵、侄褆基承其学。

王仲奇(1881—1945)

名金杰,晚号懒翁,歙县富堨镇王家宅人,后迁富堨。出身于新安王氏医学世家。仲奇15岁随父学医,20岁因父病即代应诊务,22岁父逝而正式悬壶家乡,以治温热病著称。1923年移居上海,以擅治内伤病驰名沪上。他的医术精湛,诊务十分繁忙。当时不仅徽州各县及上海、杭州、武汉等地常有病人慕名前来就诊或请其出诊,甚至连英、美、法、日等国的一些使馆官员也请他看病。他还曾应邀赴港澳等地出诊。行医40余春秋,诊治病人近百万人次。不但是近代新安医学巨擘,而且是新安医家中寓居上海名气最大的一代名医。他的学术思想和临床经验早在1962年就被上海市中医界列为近代中医重要流派之一加以研究。仲奇传家学于三弟殿仁、四弟季翔、七弟弋真,并传子樾亭,女蕙娱、燕娱,侄任之、乐匋,还带教门人杨伯渔、叶阜民等,弟子众多。临床经验已被后人整理编作《王仲奇医案》出版。早年尚著有《猴山仙馆医案》。

黄竹泉(1884—1943)

字裕滨,歙县城里朱家巷人。世传妇科黄予石6世长孙,新安黄氏妇科第24代传人。先习儒,15岁随父黄鹤龄学医,擅治妇科,闻名于世。1929年与歙县医药界奋力抗议国民政府"废止中医案"。1930年任全国医药总会歙县支会执行委员,1931年任歙县中医公会执行委员。抗战时期,曾担任战区非常时期难民救济委员会义务诊疗所所长,1941年任歙县中医审查委员会委员。1938年时任歙县县长楼文钊题赠竹泉"弈世载德"匾额。子从周继其业。

张　夔(1882—?)

号龙士,别号觉庵,清末至民国时期歙县人。清代季优附贡生。后毕业于山东政法学堂。民国时期,历任江苏阜宁、萧县(今属安徽),湖北始建县长。精岐黄术,医名甚著,擅内、妇、针灸科。亦善诗词。著有《内经浅注》《秋葭馆诗存》《新疆游记》。

陆仲安(1882—1949)

歙县人,明代陆彦功后裔(待考)。曾在北京、上海行医,颇有声誉。1921年曾用大剂量黄芪治疗胡适所患"糖尿病",使其获得好转。1924年10月,孙中山患肝癌已至晚期,西医罔效,从北京协和医院出院,住在顾维钧公馆养病,曾推荐仲安为他治疗。曾任上海神州医学总会常务委员,上海中西疗养院董事。

郑渭占 (1886—1966)

字维熊,号思慎,晚年自称松巢老人。为西园喉科郑于蕃的第八代传人。幼读私塾,博览五经四书及诸子著作。17岁从父郑纂钦习医,继承祖业。20岁悬壶行医。精通喉科,兼善内、儿科。业医60余载。曾任职歙县人民医院中医科,并被聘为徽州地区人民医院名誉中医师。在学术上既承家学,又广征博采,治疗喉科疾病主用辛凉,着眼疏降,善用养阴润肺、清热化痰、凉血散血等法,巧于化裁,宗古不泥,每出新意,名播徽州诸邑。1957年撰成《松巢秘录》,系将1950—1953年的临床医案整理而成。1984年歙县卫生局又主持重加整理《郑渭占医案》。洪芳度编《新安喉科荟萃》中也收入了他的验案。孙郑铎继承祖传喉科医术。

江懋功 (1887—1953)

歙县江村人。家世业医,精于儿科。其父江文珂擅治小儿疑难杂症。懋功得父亲相传,17岁悬壶应诊,治幼科病强调健脾胃、防肝风、保津液,善于从虎口经脉、舌眼皮肤等处诊断小儿疾病,注重辨证论治。1939年国民党上将唐式遵幼女患病,慕名前往江村求治,药到病除,后亲送"妙手回春"匾额至江宅。他行医50年,名播徽郡,人称"江村小儿科"。传子笃生。

江普照 (1887—?)

歙县县城南街人。毕业于安徽省立第三中学。26岁开始行医,善内、外科。1930年任全国医药总会歙县支会执行委员。

江友梅

歙县城内南街人。擅喉科。1930年任全国医药总会歙县支会执行委员。

吴阿国

歙县樟坑人。擅武艺。清末曾当保镖。治骨伤颇有经验。晚年将骨伤科抄本传于鲍益友。鲍氏得此书,加以研究,遂以治疗伤科见长。

王殿人 (1888—1931)

名金华,歙县王家宅人。王养涵之三子。16岁丧父,从二兄王仲奇学医,悬壶于歙县县城,后在杭州行医 4 年,多受病家依赖。在歙县以治时邪为多,在杭州则以调理内伤为著。诊务繁忙,无暇著述,子王任之继其业。

王季翔

王养涵之四子,早年行医屯溪,后迁旌德。家学而外,于洄溪、天士两家用功最勤,尝以《兰台轨范》诸方治内伤,卓有成效。又用天士调冲和络法以治妇人经带胎产,每建奇功。且文笔犀利,宣传抗日,抨击汉奸卖国行为,在泾县、旌德、绩溪一带百姓心目中,不仅被视为名医,还被称为"文化人"。子王乐匋继其业。

王弋真

王养涵之七子。在浙江湖州、杭州悬壶。1929 年受吴兴中医界委派,与当地名医许佩斋、宋鞠舫等代表三次赴南京、上海参加请愿,要求国民政府取消"废止中医案"。中华人民共和国成立后,曾在杭州市红十字会医院等单位工作。

王彩芝

歙县白杨人。工医,善内科。1930 年,竹铺上坦村洪照礼、洪质清拜其为师,习医三载。

鲍兆榜(1888—1963)

字谓川,俗呼老谓,潜口镇蜀源村人。为蜀源鲍氏伤科创始人。幼时随少林寺弟子范荫华(歙县承狮人)练武习医。他尊师好学,师傅毫不保留地将武术绝技及伤科秘旨都传授给他,因此武艺高超,伤科技艺颇高。传子虎文、孙慎谋。

鲍国华

鲍兆榜之胞弟。擅治跌打损伤,精拳术,为当地有名的拳师。

郑墨西(1889—1959)

名维林,歙西郑村人。南园喉科郑沛之长子。克承家学,治喉科很有经验。其子景岐、侄企周承其学。

汪润身(1889—1972)

名德裕。歙县洪济村人。幼承庭训,习研岐黄。弱冠时考入歙县深渡公医局。为人谦和,乐于助人,求诊者日众。后在深渡悬壶。擅长内、儿科,临床经验丰富,救治不少危重病人。医名远播浙江严州、睦州、昌化等地。人尊称为"老润仙(先)",并受赠"妙手回春"等匾额三块。中华人民共和国成立后,加入深渡联合诊所,后在深渡人民卫生院一直兢兢业业工作到晚年。一生带徒多人,国医大师李济仁曾为其门人,长子挺身、四子南辉、五子济南等均承其学。

汪寄岩(1889—1978)

名成铸,字志颜,笔名三劫余生。歙县县城人。1911 年毕业于江淮大学文科,1912—1930 年历任浙江九中、屯溪商校、安徽第二女子师范、芜关中学等校教师。工作之余,自研医学。并曾师从浙江建德王宝源学习中医至 1917 年。1930 年考入上海中医专科学校,毕业后在上海行医。历任上海徽宁中医院院长、上海市国医学会执行委员兼《国医杂志》《国医丛书》《国医周刊》编辑部主任。1937 年 9 月返歙悬壶。1942 年任歙县中医公会常务执行理事。中华人民共和国成立后,曾任歙县医联会常务理事。1955 年 11 月应聘为安徽省中医进修学校教师,后任安徽中医学院教师及附属医院内科中医师,从事临床、教学工作。1962 年后,致力于中医药治疗癌症的研究,创方消癌散、开导散,对治疗食管癌、胃癌有一定疗效。

方德锟

歙南野鸡坞外科方正元之长子。从父习医,擅外科。

方德善(1891—1975)

字吉卿。方正元之次子。14 岁随兄方德锟学习外科。为野鸡坞外科第七代传人。18 岁开始在岔口悬壶。兄德锟病逝后,即回野鸡坞行医。1958 年加入洪琴联合诊所,1961 年辞职回家个体开业。传子善之,带徒汪剑嘉。

许翊萱(1892—1960)

歙县许村高阳人。江西铅山县知县许世球之子。早年师从岩寺金雨时学医。出师后,擅长医治伤寒病,用药剂量较重,时人有"死活一帖药"之称。民国戊辰年

（1928），因治愈祁村祁万相之妻许凤翔的重病，而得"功能寿世"匾。1955 年加入许村联合诊所。

程纪斋（1892—1954）

字振纲，程润章之季子。传承父亲伤科医术，颇有声誉。定居吴山铺。子光显承其业。

黄育庭（1893—1937）

歙县县城人。黄竹泉堂弟，新安黄氏妇科第 24 代传人。继承家传妇科医业，1929 年与歙县医药界奋力抗议国民政府"废止中医案"。1930 年参与筹建全国医药总会歙县支会，并任主席。1930 年与胡天宗主编《歙县医药杂志》，先后出刊 6 期。1937 年任歙县中医学校校长，旋因病故而停办。传子雨龙。

郑次仲（1893—1960）

歙西郑村人。南园喉科郑沛之次子。幼承庭训，专业喉科，颇有治验。

潘仲古（1894—1951）

自幼随父潘政蔚学医。擅长内、儿科，尤精于治疗麻痘病症。享誉家乡及浙西一带。1945 年以前在三阳坑开设"涵春堂"药店。为贫病者义诊施药，乡里咸称"善德医师"。著有《医学精华》《仲古医案》《验方汇集》各一卷，传藏于家。

曹崇竹（1894—1956）

歙县蜀口人。随父曹丞延学医。歙县蜀口外科第三代传人。1933 年迁往富堨镇富堨村后街行医，专擅外科，闻名于世。1942 年被选为歙县中医公会监事长。传子嘉耆。

金雨时（1895—1940）

歙县岩寺人。少年有志医学，遂刻苦钻研中医理论，造诣较深。青年时赴沪行医，历 20 年，名播于沪。46 岁病逝于上海。传弟霁时及门生宋鞠暄。

谢养弦(1895—1949)

又名养园,号无漏居士,原籍歙县,居桐乡县屠甸(今浙江省桐乡市屠甸镇)。业中医,负盛名。信佛教,名其室曰"心无挂碍斋"。精医术,常施药济贫。行医之余,兼办养园小学,教育当地失学儿童。

方义和

歙县呈村降留村人。善儿科。

胡余生

歙县呈村降里槐塘人。擅妇科。

程义林

清末至民国初期歙县上丰舍头人。出身于祖传名医世家,名医程大鉴之玄孙。幼承庭训,从父程道周习业岐黄而鸣于世。

姚贯固

清末至民国初期歙县深渡人,人称姚老贯。在深渡开设大生堂药店,经营药材批发与零售业务,并在上海、江西等地设有分店,颇有声誉。后又经营外销茶,从温州运销香港等地。曾参与反清活动,与孙中山、冯玉祥均有交往。热心公益,颇多义举。

周骏甫

歙县人。善医。1930年任全国医药总会歙县支会执行委员。

江慰农

歙县人。善医。1930年任全国医药总会歙县支会执行委员。

汪善瑞

歙县人。善医。1930年任全国医药总会歙县支会执行委员。

王一仁 (1898—1949)

原名晋第，歙县蔡坞人。随父迁居杭州。1917年考入上海中医专门学校，师从孟河医派丁甘仁，曾改名依仁，以示得其薪传之意，1922年毕业后留校任教。又曾在上海广益中医院任职。早在1921年就担任上海《中医杂志》主编，1922年秋编辑《江苏全省中医联合会月刊》，1924年前后主编《三民医药报》。1927年秋与同窗秦伯未、严苍山、章次公、许半农等一起创办上海中国医学院并任总务主任，1928年协助创办上海中医专科学校并任教师。1929年因病先返杭休养，后举家迁回杭州。1932在杭创办仁盦学社，1936年主编《仁盦医学丛书》，并担任上海国医公会秘书长。他学识渊博，著述丰富，《仁盦医学丛书》中就收有其《中医系统学》《内经读本》《难经读本》《伤寒读本》《金匮读本》《分类方剂》《分类饮片新参》《神农本草经新注》医籍8种。

胡文田 (1897—1979)

歙南霞坑人。1914年入大同学院。1915年随方乾九学医3年。1918年考入浙江公立医药专门学校。1922年毕业，获得学士学位。学校挽留其任教，辞归开业。医术求精，疗效显著，声誉日盛，求治者众。传子惠甫。

王栋卿 (1894—1980)

歙县王村人。先在当地典当铺当学徒。后改学医，擅长中医外科。曾任杭州惠民医院中医外科主任，求诊者遍及杭州临近诸县。抗日战争时期，常为抗日将士治病疗伤，被国民党当局非法拘禁并滥施刑罚。经知名人士保释，返里养伤，伤愈即在家乡开设诊所，诊治疾病，免费为贫苦患者治疗。中华人民共和国成立后，组建王村联合诊所，后在王村区卫生院工作。曾任歙县各界人民代表会议代表、政协委员。著有《王氏鳞爪医案》《外科肿疡溃疡歌诀》。一生授门生13人（杭州8人，徽州5人）。传子锡荣。

毕子勉 (1898—1954)

歙县潜口镇上庄村人。12岁入中药铺当学徒。18岁在中药店做店员。业余刻苦学习中医书籍。24岁在富堨开设太和堂中药店。1928年悬壶应诊。

周咸山(1898—1976)

歙县北岸镇斯干人。1927 年开始行医。1952 年组织大阜联合诊所,1958 年成立北岸公社卫生院,任院长。擅治伤寒病。

方启源(1898—1979)

歙县三阳镇方家坪人。徙居苏村。青年时毕业于安徽省立第三中学。后自学中医,并求教于齐武方会祈。数年后悬壶于苏村及宁国。擅治内科杂病。1959 年加入霞坑联合诊所,后在苏村公社卫生院工作。远近求医者众。霞坑吴承杰、梓里西村洪建成、其女方桂芳从其学,皆卓然有成。

毕梦飞(1898—1980)

字兆熊,歙县长陔人。毕业于江苏省立医学专科学校。擅西医内科、儿科,对中医亦有研究,并通晓德文、日文。1931 年在屯溪开设诊所。与中医王子经合编《卫生顾问》。曾为危重病人献血,荣立二等功。历任休宁县医师公会理事长,安徽省第三康复医院主治医师,安徽省第六康复医院医务主任,巢县医院副院长,巢县第二、第三届人大代表及政协委员。

曹元宇(1898—1988)

字行素、红雨,号黄山老民,歙县雄村人。化学史专家、化学家、教育家、画家。1920 年留学日本。回国后在多所大学任教。1950 年任教于江苏医学院,桃李满天下。除了编写多种化学著作外,还撰著《神农本草经辑注》《中药备要》《关于孙思邈的出生年代》。

范老热(1898—?)

歙县沙溪人。早年在杭州学医、行医。抗日战争爆发后,停止医业,回歙从事园艺工作,专门种植水蜜桃。中华人民共和国成立后移居新加坡。

吴仲仁(1899—1976)

名鸿友。歙县三阳镇西坛村人。青年时经商,30 余岁才自学中医。学习认真,医道日进。中华人民共和国成立后筹建三阳供销合作社,任主任。1955 年组织三阳联合诊所,任中医师。为人谦恭好学,尤重医德。

胡义颂(1899—1979)

字社春,号雅斋。歙南里方"生生堂"祖传中医传人,尤擅中医儿科,妙手之名远播。义颂之父创"生生堂"于宁波,医药并重,经营 3 家药店和诊所,后迁回,服务桑梓。1946 年,国民党顾祝同部以"通匪"罪名,拘捕胡义颂。胡义颂受尽酷刑而不屈,"生生堂"被迫关门停业。后传于次子胡民生。

方建光(1900—1968)

字与衡,虹梁村忠堂人。方乾九之长子。14 岁随父学医,师满考入杭州省立医专。擅内科,尤善治肺疾、鼓胀,以"忠堂肺科"驰名。他与父亲同被誉为"忠堂先生"。1952 年加入岩寺联合诊所,任副所长。1956 年任安徽省立医院中医科主任。研究中医治疗慢性肾炎、晚期血吸虫病,多有创见,多次被评为先进工作者。1968 年调入淮南市保健院。著有《诊疗随笔》。门下弟子有巴坤杰、许维心等。

方在之

方建光之弟。随父习医。先加入岩寺联合诊所,后转至岩寺区医院工作。

程以笙(1900—1979)

杰良之长子。承父学,擅伤科,闻名于世。1958 年参加歙县桂林乡联合诊所(后为歙县桂林镇卫生院)。传子光祖。

程雁宾(1900—1984)

又名艾屏、礼焜、字鸿。歙北上丰乡舍头人。程大鉴第六世孙。14 岁从富竭儒医汪钦初习古文,后随之学医。弱冠返里教私塾于姬川。课徒之余,辄持医书研读,24 岁弃教,悬壶于村。1954 年牵头组建上丰联合诊所。1956 年与子亦成应聘至徽州专署医院,成立中医科。擅治内科,用药轻灵,处方貌似轻描淡写而屡有效验。毕生行医六十年,殚精竭虑,屡起重危,用药力求价廉,力专有效。待人平易,贫者每不计酬,外地来徽佣工者一概予以免费诊治。在歙北、歙东、绩溪、旌德、太平等地享有盛誉。先后当选全国医药总会歙县支会监察委员、歙县人民代表和安徽省第三届政协委员。晚年任安徽省中医药学会理事及徽州地区中医药学会名誉理事长。

方相福

歙县南乡坡山人。世业医。擅麻痘科。传子观茂。

方观茂（1901—1949）

字丽明，学名炳荣，歙县唐里乡坡山村人。12 岁从父方相福习医。17 岁出师后，在歙南、绩溪、宁国及浙江临安等地行医。以人工种痘著称于世，人称"茂仙（先）"。有学者赠楹联云："丽日和风，春生医手；明星皓月，光被群孩。"临床以治疗时令病及内科杂症见长。父殁，其弟方彩君转随学医。

巴觉春（1901—1968）

字炳成，歙县渔梁人。老师巴菊仙宗"着手成春"之意，为其取名着春，后自己改为觉春。幼随县城宿儒李嘉会（许承尧启蒙老师）私塾学习，因此，文学根底深厚，书法颇佳。16 岁从堂叔祖巴菊仙习医五年。22 岁开业行医。1955 年加入渔梁联合诊所。1958 年于城关区卫生院工作。善于内、妇、儿科。传子巴坤载。

江静平（1901—1976）

字森鸿，歙南烟村渡人。先世业医。少年时入屯溪石翼农药店当学徒。20 岁随父江仲琪习医。25 岁在屯溪行医，次年返里开业。中年时擅治外感热病，用药精而轻淡，但疗效甚速，有"江一帖"之称。1953 年组建王村联合诊所。1956 年被歙县血吸虫病防治站聘任为中医师，专事晚期血吸虫病的诊治研究，亦为社会上治疗内科杂病。对血吸虫病导致的肝脾肿大、腹水及肝、肾、胃肠病颇有独到之处。声誉日高，求治者众，名播徽州。曾被选为歙县第五届人民代表大会常委。传子江杰超。

程维芳（1902—1988）

又名兴赐。程杰良之次子。继承祖传伤科，颇有经验。1958 年加入桂林联合诊所，1964 年调城关区卫生院工作。传子光宇。

丰闻涛（1903—1936）

又名文涛。歙南夏坑人。随方乾九学医。善内科。悬壶于歙城中山巷。曾任歙县省立三中校医、歙县看守所医官。1930 年被选为全国医药总会歙县支会执行委员。遗存《丰文涛医案》被江西省婺源县新安医学研究学者王剑辉编入《珍稀中医稿钞本丛刊·新安卷》第九册，于 2018 年 7 月由上海大学出版社出版。

方咏涛（1903—1979）

字起沂。歙西忠堂人。先随父业商。20 岁立志学医，攻读在叔父方乾九门下。1932 年在屯溪开业闻名于世。1951 年加入屯溪中医联合诊所，任所长。1961 年任屯溪市中医医院第一门诊部负责人。1962 年被聘为徽州专署医院名誉中医师。曾任休宁县人民代表、政协常委，屯溪市人民代表、政协委员，徽州地区中医药学会副理事长等。编撰《方咏涛医案》。

许寿仁（1904—1970）

字昌，又名兆基，歙县西溪南镇石桥人。精研岐黄，怀抱仁爱，悬壶济世，疗效显著。从名医江仲孙学医。一生致力于中医教育事业，早年就广纳门徒。1947 年自筹资金，创办"江西中医学校"于南昌市肖公庙街，自任校长，并兼教学，直至 1951 年停办，招生两届，培养中医人才 160 余人。毕业学生遍布赣、鄂、粤，其中获高级职称者甚众。其后，曾任南昌市中医药学会主任委员等。先后在南昌市中西医联合诊所、江西医学院第一附属医院、南昌市长征路联合诊所工作。1990 年，在纪念许寿仁先生诞辰 86 周年时，中国中医药学会常务理事万友生教授题写了"寿世育才香飘桃李，仁心传道誉满杏林"，这是对他一生事迹的高度评价。编有《长寿新编》《时病论歌诀》《许寿仁验方》等。卒后，其门人、子侄等将其遗迹整理成《许寿仁经验集》，其侄许秀平为其编有《许寿仁中医墨迹》《许寿仁百年诞辰纪念文集》《许氏医门临证传珍》。

程六如（1904—1985）

字冷庵，号乐贤。歙县石门人。22 岁入浙江吴兴沈懿甫所办中医传习学校学医。25 岁毕业，返回家乡在休宁县榆村开业。1936 年迁往屯溪下街开设诊所。1936 年底与毕成一共同创办《徽州日报》副刊《新安医药》半月刊。1938 年诊所迁回榆村。1952 年组织榆村中西医联合诊所。1955 年调安徽省中医进修学校任教。1956 年辞职返里任榆村卫生院负责人。医德高尚,医技精良。曾被选为休宁县人大代表。晚年被推选为休宁县中医药学会名誉会长。

江笃生(1905—1958)

歙县江村人。江懋功之子。得父薪传,擅长儿科。1924 年开始行医,随即迁入歙县城内开业。

王樾亭(1905—1962)

名广运,字以行。歙县富塌人。新安名医王仲奇之子。1923 年随父学医,1927 年在上海开设诊所。此后一直在歙、沪两地行医。1935 年 4 月至 1936 年 5 月义务兼任上海徽宁中医院医务主任。曾任歙县中医公会候补理事。中华人民共和国成立初期,当选歙县医联会候补常委。1956 年被安徽省血吸虫病医院(设于芜湖市)聘任为中医组组长,后任芜湖专署第一医院中医科主任。得父亲之亲传,擅长内科,对时感之症、肺痨、鼓胀等颇具造诣。子宏毅、宏殷传其业。

鲍益友(1905—1962)

名启观。歙南漳坑村人。幼学文习武。12 岁随父去江苏刘河典铺当学徒,18 岁在江苏吴江从师习医。后在周庄行医。善于伤、外科,兼针灸、推拿。1945 年返漳坑行医。编写《骨伤外科临床经验》,未竟而卒。

许芸生(1905—1972)

名敦植。歙县斗山街人。青年时毕业于安徽省国立第二师范学校。后从巴菊仙学医。善内科。1942 年任歙县中医公会理事长。1956 年加入城关联合诊所,后诊所改为城关区卫生院。治病注重辨证,师古方立法而不拘泥,名著城乡。传子许厚仁。

许子云(1905—1958)

歙县许村人。许翊萱之堂弟。拜徽城巴菊仙为师习医。后回许村行医。1955 年加入许村联合诊所工作。

洪柏芬

字柏湖,人称"柏湖仙(先)"。歙县三阳坑慈坑人。为邑之庠生。通地理和岐黄之学。

洪观义(1906—1961)

名济君,又名水根。洪柏芬之子。少年丧父,从小勤奋好学,20岁后当过塾师,乃自学父亲遗留的医书,学识日进,始替人治病。30岁后,尝在歙县三阳和浙江昌化等地行医,善妇科。中华人民共和国成立后在慈坑、昌化等地开设诊所,求治者众。

叶阜民(1906—1963)

歙县蓝田人。少随前清举人程致泽学文,弱冠赴沪师从王仲奇学医。出师后在歙城及蓝田行医,擅内、幼科。得恩师奥旨,处方善于变通化裁。抗日战争后任杭州红十字会医院中医师。中华人民共和国成立后任杭州市工人医院中医师。

曹叙彝(1906—1969)

字典成,歙西蜀口人。曹益新之次子。幼随父学医,得外科真传,闻名于世。中年失音,人称"哑半仙"。中华人民共和国成立后,在岩寺区和潜口公社卫生院工作。

罗敏修(1906—1979)

字省三,又字正平,罗子厚之子。幼承父教,志于医。1930年毕业于上海南洋医学院,1933年创立上海立德医院,同时受聘于惠生高级助产学校和新中国医学院。抗日战争爆发后,回岩镇(今徽州区岩寺镇)创办当地首家西医诊所,设妇产科,推广新法接生,大大降低产妇和婴儿死亡率。1938年为集结于岩镇之八省游击队(新四军)义务治病,被叶挺将军誉为"义务军医"。1945年后多次到游击区为指战员治病,1953年任岩寺联合诊所所长,1960年任岩寺医院副院长。曾任数届歙县人大代表、政协委员。有《疡科论证》等遗著。

金霁时(1906—1982)

歙县岩寺人。少从兄金雨时学医,医学理论根底扎实。1929年始于上海开设诊所,1934 年到杭州行医。1944 年回岩寺家中开业。善治内科杂病。1952 年加入岩寺联合诊所。1961 年调到歙县人民医院中医科工作。

方复明(1906—?)

名彩君,歙县唐里乡坡山村人。为当地世医。先随父方长寿学医,父病故后,又从其兄方丽明习医。先后学医 8 年。1924 年出师,与兄方丽明同在歙南、绩溪等地悬壶。1928 年独立应诊,以内科、眼科见长。

吴席尘(1907—1992)

名大策。歙县郑村乡查坑人。从洪韵澜学医四年,出师后在当地开业应诊。后又参加恽铁樵函授中医学校学习结业。1956 年加入郑村联合诊所(后转为郑村公社卫生院)任中医师。1979 年经安徽省中医考核,被选定为名老中医。1987 年被评为副主任中医师。曾任歙县政协委员、歙县中医中药学会顾问等。传子启瑞、启超。

张根桂(1908—1957)

又名耀彩,字祥森,歙县定潭人。"张一帖"内科第 13 代传人。12 岁随父学医,20 岁即名噪故里。擅治伤寒、温病,喜用经方大法,并辅以针灸、草药,治疗危重急症。用药峻猛,或味多,或量重,剂大力专,往往一剂奏效。反复试验祖传末药的配伍、制法,创立四季加减法,因时论治,疗效更佳。国学大师吴承仕患痼疾,遍访京师名医皆罔效,回歙经其医治而愈,赠联"术精岐黄三世业,心涵雨露万家春"。心存仁厚,遇贫苦者免费诊治,声名远播皖、浙等地。次女舜华传其术,并于 1959 年献出家中秘方。2011 年"张一帖内科"被列入国家级非物质文化遗产目录。

凌子云(1908—1982)

字齐松。歙县岔口人。少年习武,擅武术内功。1929 年师从歙县方炳顺,1933 年随浙江王海澄学医。后行医于歙县、淳安、开化一带,颇受患者好评。他曾参加新四军武工队,历任村长、乡长等职。中华人民共和国成立后,调徽州地委党校学习,后从事农会工作。因其志在岐黄,不恋仕途,于是 1953 年迁居屯溪行医。1958 年加入屯溪市第五联合诊所,1959 年任该所伤科门诊部负责人,1960 年参与组建屯溪市中医院。曾任屯溪市中医院副院长、屯溪市政协委员、徽州地区中医药学会理事。

他认真好学,胆大心细,师古而不泥古,勇于创新,总结出骨伤科望、闻、摸、比四诊法,善用虫类药,用中药黄柏皮做小夹板,擅于中医整骨手法等,疗效很好。晚年留下许多宝贵的临床经验,后由其门人整理有《凌子云先生治伤临床经验举要》《凌子云老中医整复髋关节后脱位的经验》等论文。

杨伯渔(1909—1976)

歙西潜口人。10岁从金安伯习医,1932年到上海又向王仲奇学医。中华人民共和国成立后开始在屯溪和江西景德镇悬壶,因其聪颖,学有长技,被誉为"杨半仙"。后到江西医学院任副教授,在该校附属第二医院工作。

黄从周(1910—1976)

歙县县城人,新安黄氏妇科第25代传人。幼随父黄竹泉学医,后考取苏州国医研究院深造,学业益精。曾任歙县中医公会执委,1946年起任《徽州日报》副刊《新安医药》主编。1956年受聘入歙县人民医院中医科。后曾任歙县政协委员、歙县医师联合会常务委员兼文书、歙县卫生工作者协会副主任。1962年受聘为徽州行署人民医院名誉中医师等。毕生行医,诊治妇科疑难杂症,匠心独具,医德高尚,疗效显著,尤其在不孕症中见奇效,被誉为"送子观音"。曾在《中医杂志》《浙江中医杂志》等学术刊物上发表论文。1963年出席中华全国中医学会安徽省分会成立大会,有4篇论文被选入《学术资料汇编》。他的学术经验已被收入成都中医学院主编的《中医妇科学》及《全国中医妇科流派名方精粹》等书中。福建中医药大学吴童教授在校注《黄氏女科》时称他是"黄氏妇科现代传承的一位大家,医理医技精湛,毕生为研习妇科呕心沥血"。撰有《丛菊主人医论医话辑录》《中医杂志选辑》《黄从周医案》遗稿等。1958年积极筹建歙县中医学校并兼任教师。带教学徒殷扶伤等多人。子孝周、兆强得其薪传。

杨以阶(1910—1979)

字培森,歙县潜口镇潜口村人。为潜口杨氏儿科第13代传人。15岁随父杨彦侯学医。18岁挂牌行医。1956年到歙县人民医院组建中医科。1957年参加南京中医学院师资班学习。1958年调安徽中医学院任教。1969年调安徽省立医院任中医科副主任等。曾当选歙县人大代表、安徽省政协委员,任中华全国中医学会安徽省分会理事、秘书长等。撰有《儿科临证验案》。子永弘,曾任北京儿童医院院长,北京市儿科研究所所长、研究员,擅治小儿血液病。

许弁灵(1910—1989)

歙县许村人。17 岁入上海中医专门学校学习 5 年。毕业后又随师襄诊 2 年。后返里悬壶。1951 年加入许村联合诊所,后转至许村镇卫生院工作。

毕成一(1911—1961)

字立三,歙县长陔人。1935 年在屯溪业医,定居阳湖。1936 年与程六如创办《徽州日报》副刊《新安医药》半月刊,并任主编。善治内科、妇科疑难杂症,医论透彻,医术精湛。曾任休宁县中医药公会常务理事、屯溪市(今黄山市屯溪区)医生联合会总诊所副所长、屯溪市政协委员、屯溪市第二联合诊所所长。

宋鞠暄(1912—1977)

歙县上丰乡屯田人。1930 年在芜湖萃文中学读书,1934 年在上海从金雨时学医,并在上海徽宁中医院实习。1940 年在屯田开业。1954 年加入上丰联合诊所,后转至上丰公社卫生院工作。善治内科急症及肝、肾、胃病,名闻乡里。

张颂山(1913—1996)

又名应瑞。歙县坑口乡薛潭村人。15 岁随洪韵澜学医四年,又在上海恽铁樵函授中医学校函授两年。20 岁在坑口一带开业行医。1953 年加入坑口联合诊所。1959 年调漳潭公社卫生院任中医师。1961 年调回坑口公社卫生院。曾为安徽省中医药学会儿科分会会员,歙县中医药学会常务理事、顾问。编有《临床经验选辑》。

方六书(1913—?)

歙县瀹潭人。毕业于新中国医学院。25 岁在家乡行医,擅内、妇科。

洪质清(1914—1986)

字志生,号花子。歙县竹铺乡上坦村人。15 岁从英川王华习医两年。王华病故后,又随白杨王彩芝学医三年。学成后在三阳、竹铺等地行医。求治者众。

殷巨宾(1914—1987)

名士鸿,歙县南源口人。殷云舫之孙。1931年随父殷笠耕学医。父殁,1932年即从方乾九学习。1935年出师后在家乡开业。1952年加入南源口联合诊所,并任歙县医师联合会常委。后转至南源口公社卫生院工作。擅内、儿、妇科。门人王寿福、肖朝瑄,子和风承其学。

张寄凡(1914—1992)

歙县坑口乡柔川人。从洪韵澜学医。先后在坑口供销社诊所、溪头区卫生院和杞梓里区卫生院任中医师。在当地颇有名气。子张万林承其业。

罗履仁(1914—1996)

歙县潜口乡澄塘人。青年学医,先在澄塘行医,善外科。1953年加入潜口联合诊所。1958年调歙县中医学校任教。1961年因精简机构,该校停办,又调歙县人民医院中医科任中医外科医师,1966年兼治内科。

谢锵金(1915—1980)

歙县黄山公社芳村(现属黄山区汤口镇)人。歙县黄山区卫生院中医师。善内科。门生吕国清、王恒尧及子亚军承其学。

胡翘武(1915—2002)

歙县富堨镇徐村人。幼承庭训,诵习医经,稍长从歙县汪泽民学医。五年卒业,悬壶于郎溪县。勤研医典,广览百家,孜孜不倦,数十年如一日,学验俱丰,卓然成家。精于外感热病及疑难杂症之诊治,能融古训新知于一体,在内科杂症中强调脏腑辨证,重视燮调阴阳,活泼气血。用药轻灵,讲究一药多用,尤重配伍剂量。闻名于世。1979年调安徽中医学院执教。历任宣城地区中医学会会长、安徽省中医内科学会理事、安徽省新安医学研究会顾问、《中医临床与保健》顾问、全国中医老年病学会委员等职。著有《中医临证三字经》《医事札记》《医案一百例》等,并在各中医期刊发表论文30余篇。传子国堂、国俊及女国英。

方锦筠(1915—2007)

歙西忠堂人,方乾九之女。从父习医。学成后先在歙县,后寓杭州行医。曾在杭州广兴中医院工作。中华人民共和国成立初期在协和茶厂职工医疗单位任保健医生。后在杭州市第三人民医院中医科工作，是该科创始人之一。慕名求诊者甚众。

王任之（1916—1988）

名广仁，字任之。童年在歙读私塾，11 岁随父移居杭州读小学、中学。16 岁父病逝，随七叔王弋真习医时，在杭州和几位青年组织"呐喊文艺社"，出版《呐喊周刊》。17 岁赴沪从伯父王仲奇学医，每日边随伯父侍诊抄方，边以"英子"的笔名向文艺报刊投稿，接触了文艺界许多知名人士。对他影响最大的是中共地下党员、电影明星王莹和文艺批评家王叔明等，从而接受了马克思主义。1935 年返歙悬壶，夜眠早起，博览广涉，钻研医术，医技日精，药廉效速，名声远播。抗日战争爆发后，他积极参加抗日救亡运动，任歙县战地服务团副团长，中共党组织经常借他家秘密聚会。1940 年 5 月加入中国共产党。皖南事变后曾两次被国民党特务机关逮捕，关押在上饶集中营受尽酷刑，从未暴露自己共产党员的身份，更未出卖党组织和机密。1943 年返歙行医，曾当选歙县中医公会常务理事，仍以医生身份掩护我党的同志如周思木、陈念棣等，并帮助他们转移到安全地区。1949 年后，又满怀激情地投入家乡的建设事业，在文教、卫生、文物保护等方面都做出很大贡献。他先后任民盟屯溪市委主任委员、歙县人民代表、歙县医联会副主任、安徽省第一至第五届政协常委等职。1956 年荣任安徽省卫生厅副厅长，兼任安徽省中医研究所所长。后又被聘为卫生部学术委员会委员、安徽医学院中医学教授，当选安徽省哲学社会科学联合委员会副主席、安徽省科学技术协会常委、民盟安徽省副主委等职。他作为安徽省卫生厅和中医学术界的领导人，为发展我省的卫生事业，特别是为继承和发扬祖国医学做出了突出贡献。1958—1959 年，主持了新安医学著作《医述》和《杏轩医案》（宣纸线装本）的点校出版工作，后又指导并参加了《王仲奇医案》的整理等。对歙县中医医院的建设也倾注了不少心血，给予大力支持。并将在歙的房产和部分医籍捐赠给歙县中医医院，另有部分书籍捐赠给歙县图书馆。还先后担任中华全国中医学会理事、安徽省中华医学会副会长、安徽省中医药学会会长、安徽省红十字会副会长等职。除行政工作外，他一生坚持临床工作，十分重视应用西医诊断手段与中医药研究新成果，熔经方、时方、单方于一炉，医术高深。自 1958 年以来，先后应邀为叶剑英、聂荣臻、邓颖超、李先念、薄一波、蔡畅、陆定一、万里等党和国家领导人以及邓小平、刘伯承、杨尚昆、谭震林、王任重等中央领导同志的亲属治过病，名声远扬。已出版《王任之医案》《王任之纪念文集》等。

王竹楼(1916—1991)

歙县武阳乡正口村人。王从之之次子。先在家开业,后在歙县(深渡)第二人民医院任中医师,善妇科。1979 年经安徽省中医考核,被选定为名老中医。

黄雨龙(1916—2005)

歙县大北街人。为新安歙县黄氏妇科第 24 代传人黄育庭之子。随父学习中医妇科。曾在歙县金川公社卫生院、三阳公社卫生院任中医师。传子黄琦。

舒眉轩(1916—?)

歙县绍濂乡和平村人。副主任医师,擅内科。先在家自学中医 2 年,后寻师习医 3 年。1953 年入安徽省中医进修学校进修半年。后在王村区卫生院工作。

王褆基(1916—2004)

乳名小补,谱名德洪,歙县溪头镇晔岔村人。清代名医王籍登之玄孙。16 岁随伯父王巨青学医,侍诊 4 年,出师后仍襄诊六载。伯父病逝后在家独立行医,因伯父号素园而自号继园。1954 年任溪头区卫生工作者协会副主任,1958 年任石门联合诊所所务委员会主任,1960 年任洪村口卫生所副所长,1961 年在溪头区中心卫生院任中医师。传子嘉雄。

曹嘉耆(1917—1972)

字荫彭。蜀口外科名医曹启梧之曾孙。15 岁随父曹崇竹习医,继承祖传医术。19 岁在富堨独自应诊,1948 年迁居歙城大北街行医。他谦虚好学,博采众长,学业日进。擅长外科,知常达变,体会到外科疾患虽以局部为主,但必须强调整体观念,临床时方能审证求因,辨证论治。新创有治疗乳痈的"鹿角地丁汤"等内服方,确有显效;创配的"朱砂生肌散""乾坤消肿散""南星外消散""玉肤止胀散"等外用方,疗效亦佳,使曹氏外科学术有了新进展。1956 年参与组建歙县城关联合诊所,担任负责人。曾任歙县政协委员,连续当选歙县第一至第六届人大代表。长子恩泽为第二届"全国名中医"、安徽省首届"国医名师";次子恩溥为安徽省非物质文化遗产新安医学代表性传承人。

郑景岐(1918—1992)

名克恂,南园喉科第八代传人。继承家传喉科,兼善内、儿科。先在歙县开业,1962 年调入安徽中医学院,创建中医喉科教学和临床科室。为首批全国 500 名老中医药专家学术经验继承工作导师、首届中国中医药学会耳鼻喉科专业委员会顾问、安徽省新安医学研究会顾问,享受国务院政府特殊津贴。传侄日新,郑日新现为全国老中医药专家学术经验继承工作指导老师、硕士研究生导师等。"新安南园喉科医术"已入选安徽省级非物质文化遗产名录。

王乐匋(1921—1998)

新安王氏医学第五代传人,名医王季翔之子,王仲奇之侄。幼承家学,行医乡里。深造于南京中医学院师资班,后执教于安徽中医学院,参与编审《温病学》《中国医学史》《中医内科学》等教材。从 1980 年起积极参与新安医学研究和教学,开始带教新安医学硕士研究生,担任安徽省首届新安医学研究会会长,主持出版新安医学文献 400 余万字,发表专题论文 30 余篇,主持校订《医述》(普及本),主编《续医说》《新安医籍丛刊》《新安医籍考》等著作,获得国内外中医学界的很高评价。为新安医学和中医温病学科的带头人之一。曾担任高校教材《温病学》副主编,并编撰中医研究丛书的《温病学》分册,由人民卫生出版社出版。在中医内科临床方面,他尤擅治心血管、神经、消化、泌尿等系统疾病,并对老年病之防治也有独到创见。他的临床经验总结已著成《老匋读医随笔》,医案、医话已分别选入《中国现代名中医医案精华》《当代名医经验精萃》《名老中医医话》等书。曾任中华全国中医学会内科学会理事、全国首批名老中医学术经验继承工作导师,1991 年受到国务院颁发的政府特殊津贴的荣誉鼓励,1993 年荣获国际医学教育基金会授予的林宗扬医学教育家奖等。

程莘农(1921—2015)

祖籍歙县,祖上迁居江苏淮安。1936 年拜淮安陆慕韩为师。1939 年独立应诊。1957 年调入北京中医学院任针灸教研组组长,兼任该校附属东直门医院针灸科组长。1975 年调入中国中医研究院,历任针灸研究所经络临床研究室主任、针灸研究所专家委员会副主任委员、北京国际针灸培训中心副主任、中国针灸学会副会长、世界针灸联合会副主席等职。1995 年当选中国工程院院士,2000 年任中国中医研究院名誉院长,2009 年被授予首届"国医大师"称号。他的著作颇多,且被译为英、法、西班牙等多种语言。共培养 20 多名针灸学硕士和博士。是联合国教科文组织的人类非物质文化遗产代表作名录"中医针灸"代表性传承人。

程光宇(1923—1992)

又名鸿禧。随父程维芳学习伤科。1956 年加入渔梁联合诊所,后调入城关区卫生院任伤科医生。

汪根花(1923—2005)

歙县白杨人,吴如礽的嫡裔孙媳。吴如礽为"疯犬灵丹"药物家传秘制的创始人。汪氏在家中无男丁传承之情况下,秉承"积德行善,精医济世"之祖训,心甘情愿地当起吴如礽的第九代传人。为人配药治疗疯犬病,救人无数。

鲍济民(1923—2018)

歙县深渡镇樟坑人。主任中医师。幼随父鲍益友学医。后师从江苏太仓陈禹功。1940 年悬壶故里。1952 年加入坑口联合诊所。1954 年入安徽省中医进修学校。1956 年调到歙县血防站工作。1973 年赴安徽中医学院参加《针灸辞典》编写工作。1985 年任歙县中医医院院长。行医 60 余年,医德高尚,学验俱丰。擅长内、外科疑难杂症的诊治,尤其对治疗肝病有较好经验。先后任歙县人大代表、政协常委,安徽省中医药学会理事,徽州地区中医药学会副理事长,歙县中医药学会理事长等。

黄达飞(1924—1974)

字贵欣。黄竹泉之五子。从父学习祖传妇科。善医,尤擅妇科。1956 年与李济仁、许维心同窗参加安徽省中医进修学校学习,学业益精。曾在溪头联合诊所、城关区卫生院等处工作。1957 年与许维新共同带教胡成铭、潘昭灯、汪承池,1963 年自教洪瑞明、张祖裕、杜生恩等门生。

程光显(1924—1993)

歙县吴山铺伤科程纪斋之子。年未冠即随父习祖传伤科医术,满师后在吴山铺行医。1958年加入歙县桂林联合诊所,后调至徽州人民公社卫生院,该院并入城关区卫生院后任副院长,仍参加伤科诊治工作,临床经验丰富,服务态度良好。传子建平、建军,侄庚灿。

巴坤杰(1924—2005)

歙县渔梁人,教授。15岁从方乾九学医。出师后开业。曾在宁国县(今宁国市)医院工作。1958年毕业于安徽中医学院内经研究班。后在安徽中医学院方剂教研室任主任。著有《方剂学问难》,主编《中医临床手册》,与人合编《食物疗法》《中医多选题》《古今食物养生秘典》《安徽中医志》等。为安徽省政协常委,安徽省政协文教卫委员会卫生组副组长,中华方剂学会理事、顾问,安徽省高校教师职务评审委员会中医、中药、中西医结合学科评议组组长,全国第一批名老中医药专家学术经验继承工作指导老师等。子执中为首批弟子。

王云彪(1924—2011)

原籍浙江淳安,自幼随叔父王致远习医、绘画,后从戎抗击日寇。中华人民共和国成立初期迁居歙县许村镇跳石村悬壶行医。1958年参加专署在屯溪举办的由南京中医学院专家授课的针灸培训班,任歙县学习班组长,获益颇多。于1958年、1963年先后创建塔山公社卫生院、岩源公社卫生院。精通医术,疗效甚显。长子九阳承其业且带教门生多人,"歙北王氏内科"闻名于世,已获批黄山市级非物质文化遗产项目。

汪介士(1925—1986)

黄山洽舍村人。拜杨以阶为师学医。出师后在洽舍行医。中华人民共和国成立后加入洽舍联合诊所,诊所后改为公社卫生院。临床经验丰富。带有门生王泰安、谢五庆、方钦寿等5人。

王云舫

歙西潜口人。出身于世医之家。擅内科。传子锦堂。

王锦堂

王云舫之子。从父习医,为歙西之名医。带教门人王午乾。

王午乾

歙西潜口人。拜王锦堂为师习医。在家乡行医。

殷扶伤（1926—2008）

原名复商，字仕铨。祖籍歙县殷家村，后迁居歙县南源口。先承祖业。1946 年拜黄从周为师 3 年，勤奋钻研医学名著。历任歙县南源口联合诊所所长，歙县人民医院中医科主任、门诊部主任、副院长。志在济世，研习《伤寒论》等经典，善用"桂枝汤"起沉疴，挽危势，临床经验丰富，名声日盛。曾兼任歙县中医学校教师。著有《医案》。女砚娟、子砚修承其业。

程亦成（1927—1993）

又名智达，程雁宾之子。1946 年随父学医，3 年后独立应诊。1954 年加入上丰联合诊所，1956 年与父同时受聘至徽州地区医院（今黄山市人民医院）中医科工作。1953 年、1956 年先后至安徽省中医进修学校与南京中医学院温病专修班学习。擅长内科，尤长于肝胆、脾胃病的诊治。重视祛邪和调整脾胃功能，用药轻灵，治疗老年性前列腺肥大、创"顺气消痰汤"治疗慢性支气管炎均获良效，其学术成果被收编入《名医名方录》第四辑（中医古籍出版社出版）。先后发表论文 20 余篇，点校新安医籍《医验录二集》《素问校义》。1991 年被中华人民共和国人事部、中华人民共和国卫生部、国家中医药管理局确定为继承老中医药专家学术经验指导老师。曾任黄山市中医药学会理事长、名誉理事长，安徽省中医药学会理事，安徽省新安医学研究会副会长等。

方咏谐

字玉振，歙县杞梓里镇坡山人，方琢之之胞兄，出身于善治麻痘的中医儿科世家，曾在杞梓里区卫生院任中医师，擅儿科，兼内科，当地人称其为"玉振仙（先）"（当地人常称老师、医师为先生，简称"先"）。

方琢之（1927—?）

字玉熹。12 岁从父亲方丽明习医。19 岁独立应诊。早年在歙南、绩溪及浙江昌化等地行医。当地人称为其"玉熹仙（先）"。中华人民共和国成立后曾在苏村公社卫生院工作,后任院长。

汪南辉(1928—1976)

汪润身之四子。从父习医,勤奋好学,擅内科。中华人民共和国成立后,1953 年在小川乡组建联合诊所,1958 年秋调入歙县中医学校任教,1961 年 6 月学校停办后调到歙县人民医院中医科工作。

江立彬(1929—1988)

歙县江村人。拜黄从周为师学医。学成后在家开业。曾在塔山公社卫生院工作,竦坑公社成立时,调往创建竦坑公社卫生院,并任院长。1958 年参加歙县中医学校学习。

丰仁贤(1929—2003)

丰文涛之子。早年丧父,师从方建光学医。1959—1964 年任岩寺中心医院罗田联合诊所所长。1964 年 11 月调歙县坑口乡卫生院任院长。

许维心(1930—2022)

歙县城东上路街人。从忠堂方建光学医。出师后在县城等地开业行医。1956 年参加安徽省中医进修学校学习。1958 年秋调歙县中医学校任教。1961 年 6 月调歙县人民医院中医科工作,从事内科、针灸科临床工作。1978 年针灸科分开单列,即专业针灸科医务,带教有学生程健。1957 年曾与黄达飞共同教授门人胡成铭、潘昭灯、汪承池。

洪芳度(1931—2006)

歙县三阳镇叶村人。原在歙县血防站工作。业余喜爱中医,自学中医诸家医籍。从 1962 年起,经常向歙县人民医院黄从周等老中医请教中医学术问题。1977 年任歙县卫生局医政股股长,不仅抓好全县医政工作,还特别关心和重视中医工作,对歙县的中医发展做出了重大贡献。主要贡献有:一是组织负责歙县卫生局新安医学研究小组工作,在安徽省乃至全国率先拉开新安医学研究的大幕;二是编写我国第一部介绍新安医学史的专著《新安医学史略》,获得黄山市科技进步一等奖;三是积极筹建歙县中医医院,负责申报、选址、征地、筹借资金、房屋基建、人员调配、家具用具购置等全部事宜,直到1985年元旦歙县中医医院正式开诊,此后还协助歙县中医医院领导班子工作了两年;四是在歙县卫生局组织全县在职中医师经典著作温课培训班,并受徽州地区卫生局邀请,为徽州地区中医师讲课,大大提高了他们的专业素质和业务水平。另著有《新安历代医家名录》《新安喉科荟萃》。

李济仁(1931—2021)

名元善,歙县南乡小川乡桥亭山村人。先拜汪润身为师,后又从定潭"张一帖"张根桂习医,并与根桂之女舜华结为伉俪。1959年调入安徽中医学院任教。1969年调入皖南医学院任中医教研室主任、芜湖弋矶山医院中医科主任等。撰有《济仁医录》《痹症通论》《痿病通论》等著作。担任《新安医籍丛刊》编委。带教硕士研究生22人,中国科学院院士仝小林出自其门下。2009年获"国医大师"称号。他与夫人张舜华同为国家级非物质文化遗产项目"张一帖内科疗法"代表性传承人。子女五人均有成就,长子张其成曾任北京中医药大学国学院院长;次女李艳系皖南医学院教授、弋矶山医院中医科原主任;三子李梴在家乡定潭行医,建有国医博物馆;四子李标是中国科学院物理学博士,现在美国麻省理工学院任主任工程师;五子李梢为清华大学教授、博士研究生导师,北京市中医药交叉研究所所长。

汪济南(1933—2002)

字家恺,号灶荣,歙县深渡镇洪济村人。其祖父儒而通医,父亲汪润身为歙县名医。敏而好学,随父学医。1953年加入小川联合诊所。1960年在歙县中医学校任教。1961年6月调歙县人民医院中医科工作,曾任中医科主任。主编《杏林汇粹》等。先后当选安徽省人大代表、徽州地区政协常委。曾任歙县科学技术协会副主席,安徽省、黄山市中医药学会理事,歙县中医药学会理事长等。

承寿康(1937—2003)

祖籍江苏江阴,1959年毕业于歙县中医学校并师承承仲如习中医内科,于歙县霞坑镇卫生院洪琴医疗点执业40余年。擅中医治疗内科疑难杂证,对治疗重症肌无力、再生障碍性贫血有独到之处。1979年参加安徽省中医药人员选拔考试,合格后被选拔为全民所有制医务人员。其子承红星、承泽农,孙承明哲从医继其学。

汪志义(1943—2020)

1963 年毕业于芜湖中医学校。曾在歙县溪头区卫生院、雄村公社卫生院、歙县中医医院工作。中医理论基础较好,善于内科。

王寿福(1947—2010)

1964 年师从殷巨宾学习中医。1967 年出师,先后在歙县棉溪公社卫生院、歙县呈村降公社卫生院、郑村公社卫生院、歙县中医医院工作。1979 年参加安徽省中医药人员选拔考试,合格后转为全民所有制医务人员。

第二章　歙县名医世家

一、宋　代

黄孝友(授太医博士)

始于北宋嘉祐六年(1061)

黄孝友→……传至黄天爵已十余代

歙县张氏医学

约始于北宋嘉祐至崇宁年间(1056—1106)，祖传四代

张扩→张师孟(张扩子)

　　→张挥(张扩弟)→张彦仁→张杲→张九万

新安歙县黄氏妇科

始于南宋隆兴元年(1163)，传承至今二十七代，安徽省级非物质文化遗产项目

黄孝通→黄俊→黄善广→黄西孙→黄念一→黄贞寿→黄克让→黄士安→黄永忠→

黄启义→黄彦清→黄嵩→黄源→黄大有→黄鼎铉→黄宗曾→黄应祥→黄予石→

黄天德→黄廷樟→黄光照→黄立辉→黄鹤龄→黄竹泉→黄从周

　　　　　　　　　　　　　　↘黄良甫→黄育庭→黄雨龙

(黄从周)→黄孝周、黄兆强→黄煦

陆代医药世家

始于南宋嘉定至景定年间(1208—1264)

陆安国(授翰林医官)→陆师夔(陆安国裔孙)→陆梦龙→陆文龙→陆省吾(陆文龙裔孙)→陆乔梓→(陆乔梓孙)陆晓山→陆彦功→陆厚载

注：一说上海名医陆仲安为陆彦功后裔，待考。

二、明 代

歙西澄塘吴氏内科

始于吴正伦(1513—1553)

吴正伦→吴行简(吴正伦次子)→吴昆(吴正伦侄孙)→吴冲孺(吴正伦曾孙)、
　　　　　　　　　　　　　　　　　　　　↘ 吴任弘(吴正伦曾孙)

(吴任弘)→吴力田
　　　　↘ 吴天士→吴贯宗→吴日熙、吴日蒸

歙西富山余氏内科

始于余午亭(1516—1601),共传八代

余午亭→余时雨→余幼白→余士冕→余之隽→余林发→余卫苍→余昭令
　　↘ 余仰亭

歙西潜口杨氏儿科

始于杨守伦(1567—1619),传承至今十五代

杨守伦→杨有学→杨于延→杨遂梁→杨帆→杨应像→杨士晖→杨德徽→
　　　杨本良→杨桂→杨焕璋→杨养斋→杨宗杰→杨以阶→杨永弘

歙县定潭张一帖内科

始于隆庆、万历年间(1567—1619),传承至今十六代,国家级非物质文化遗产项目

张守仁→张凤诏→张赓虞→张康荣→张灵汉→张锡→张进德→张魁寿→
　　　张觉之→张秋林→张春太→张景余→张根桂→张舜华、李济仁(张根桂婿)
　　　→张其成、李艳、李梃、李标、李梢→张涵雨(李梃女)、张一沛(李梃子)

方　音 →方诚→方德甫→方嗣塘→方孝绩、方孝儒

吴　洋 →吴桥→吴和仲、吴文仲

江子振 →江应龙(江子振子)、江应凤(江子振子)→……传其术者九世

吴希尹 →吴世美→吴士炎

程东谷 →程心宇→程嘉祥

黄　昌 →黄彦荣(黄昌曾孙)→黄玺→黄金→黄纲

陈　龙 →陈绍尧→陈应熊

歙县溪头蓝田叶氏医学

始于叶封山,历传十代

叶封山→叶隆山→叶紫帆→叶朝采→叶桂→叶奕章、叶龙章→
　　　　叶堂、叶坤、叶坚→叶铨、叶钟、叶钧→叶滋、叶润等七人→
　　　　叶枺、叶榕、叶檡

歙县溪头蓝田叶开泰药堂

始于明崇祯年间,共传七代

叶文基→叶时芬→叶宏良→叶廷芳→叶继雯→叶志诜→叶名琛

　　另有记载:王绍隆,祖传医业;刘锡,世代祖传儿科;程伊,祖传世医。

三、清　　代

歙县郑村郑氏喉科

始于清康熙年间,郑于丰、郑于蕃两兄弟随父经商江西,有缘跟从闽医黄明生习喉科医术,并传后世,因兄弟俩住宅名为"南园""西园",而分别得名"南园喉科""西园喉科"

南园喉科

共传九代,安徽省级非物质文化遗产项目

郑于丰→郑梅涧→郑承瀚、郑承洛→郑钟寿→郑大樽→郑沛→郑墨西→
　　郑景岐→郑日新

西园喉科

共传十一代,国家级非物质文化遗产项目

　　　　　　　　　　↗郑麟
郑于蕃→郑宏绩→郑承湘→郑尘、许氏(郑尘妻)→郑永柏→郑纂钦→郑渭占→
　　　　↘郑承海
　　郑克刚→郑铎→郑葶、郑公望、郑园→郑翼(郑公望子)、郑辛夷(郑园女)

吴澄(康熙年间)　→吴宏格→吴烜

郑　泽　→郑重光(郑泽曾孙)→郑钟蔚→郑枚

汪序周　→汪昆玠→汪延元

歙县上丰舍头程氏内科

始于清康熙、雍正年间(1662—1735),传承至今九代,安徽省级非物质文化遗产项目

程大鉴→程学汉→程光樽→程正美→程道周→程文林→程雁宾→程亦成→
　　程悦耕、程晓昱(程亦成侄女)

歙县黄源村—吴山铺程氏伤科

传今十二代,安徽省级非物质文化遗产项目

程四昆 ┌→程时中
　　　└→程时彬→程士华→程鹤生→程永裕→程世祚→程秉烈

　　　　　　　　　↗ 程木斋→程光梓
　　　　　　↗ 程润章→程谨斋→程光亨→程庚灿→程世童
（程秉烈）　　　↘ 程纪斋→程光显→程建平、程建军
　　　↘ 程杰良→程以笙→程光祖
　　　　　　　↘ 程维芳→程光宇→程宗盛

歙县野鸡坞外科

传承至今十代,安徽省级非物质文化遗产项目

方国梁→方绪宝→方以祝→方成春→方家万→方正元→方德鍟、方德善→
　　　方善之→方洪生→方雯清

歙县洪坑洪氏医学

清代……→第六代洪映中→洪桂→洪韵澜

程文囿 →程光台(程文囿子)、程光墀(程文囿子)→程书(程文囿孙)、程春(程文囿孙)
　　　↘程文畹(程文囿弟)、程文荃(程文囿弟)→程光庭(程文囿侄)、程光庠(程文囿侄)

歙县富竭新安王氏医学

传承至今七代,安徽省级非物质文化遗产项目

王履中→王心如→王养涵

　　　　　　　　　　↗王樾亭→王宏毅、工宏殷
　　　　　↗ 王仲奇(王养涵长子)→王燕娱、王惠娱
(王养涵)→ 王殿人(王养涵三子)→王任之
　　　　↘ 王季翔(王养涵四子)→王乐匋→王键→王又闻(王键女)、王睿(王键侄)
　　　　↘ 王弋真(王养涵七子)

歙县蜀口曹氏外科

传承至今六代

　　　　　　↗曹崇竹→曹嘉耆→曹恩泽、曹恩溥→章英(曹恩溥外甥女)
曹启梧→曹丞延→曹典成
　　　　↘ 曹丞隆

歙县上里殷氏内科

传承至今七代,黄山市级非物质文化遗产项目

　　　　　　　　↗殷笠耕→殷巨宾→殷和枫
殷世春→殷嗣升→殷长裕→殷云舫→殷来孙
　　　　　　　　↘ 殷育生→殷扶伤→殷砚娟、殷砚修

汪士震 →汪元珣→汪世渡→汪大顺→汪昌泰→汪宗锦→汪鹿石

叶馨谷 →叶熙钧、叶熙铎→叶伯武→叶孟辄

汪应龙 →汪光爵→汪明之

> **歙县正口王氏妇科**
>
> 王轮梓（先世业医，至此已六世）→王寺山、王竹楼

> 汪致和 →汪艺香→汪藕生→汪蓉

> 曹云洲 →曹承洲→曹沧洲→曹岳镇、曹岳佑、曹岳昭→曹凤冈、曹凤钧
> 　　　　　　↘曹春洲↘曹惕寅（曹沧洲侄）

> 王籍登 →王治雯→王光大
> 　　　　　　↘王光仪→王巨清→王靖庵（王巨清子）
> 　　　　　　　　　↘王禔基（王巨清侄）→王嘉雄→王小亚

> 方长寿 →方丽明→方咏谐、方琢之

> 胡子著 →胡其重→胡文焕

> 江文珂 →江懋功→江笃生

> 巴堂谊 →巴锡麟→巴觉春→巴坤载

　　另有记载：程嘉豫，五世业医；郑晟，世业医；吴章侯，世精外科；程芝田，世业岐黄；潘恒椿，世医五代；王云舫，世医之家；黄席有，其先世自南宋以来，业医十余世；吴迈，继承祖传医术；程知，世代业医；饶煌，世代业医；吴星堂，世代业医；胡丹宸，世代以医为业。

四、近 现 代

歙县忠堂方氏内科

传承至今四代

　　　　↗方建光→方元彦

方乾九→方在之

　　　　↘方锦筠

　　　　↘方咏涛(方乾九侄)→方瑞英、方谨英、方元勋

洪济汪氏内科

传承至今三代,歙县县级非物质文化遗产项目

汪润身→汪南辉

　　　　↘汪济南→汪寿鹏

胡文田 →胡惠甫→胡吉

歙县查坑吴氏中医内科

传承至今四代,黄山市级非物质文化遗产项目

吴席尘→吴启瑞

　　　　↘吴启超→吴建华→吴昶

歙北王氏内科
传承至今四代,黄山市级非物质文化遗产项目

<pre>
                ↗ 王九阳→王宇宁（王九阳子）、汪承芳（王九阳媳）
王致远→王云彪→王九如
                ↘ 王九华
                ↘ 王九思
</pre>

　　综上,歙县共涌现名医世家 46 家,其中始于宋代的 4 家,始于明代的 13 家,始于清代的 24 家,始于近代的 5 家。

第三章　太医院歙县籍太医

一、宋　代

曹沔	宋皇祐年间(1049—1054)被召入太医院任太医,赐平和郎
黄孝友	宋嘉祐六年(1061)被授予"太医博士"
黄孝通	宋隆兴元年(1163)被授予"医学博士",入太医院任太医
陆安国	翰林院医官。为唐代中期名相陆贽之后裔
朱翼中	太医院医学博士

二、明　代

程格	明洪武年间(1368—1398)提医学正科,代巡审,刘二公保荐太医院官
陆彦功	明成化年间(1465—1487)任太医,治愈中宫之病,赐冠带膳帛,大显国手之功
许尚志	明弘治年间(1488—1505)任太医院太医
方子良	明弘治至嘉靖年间(1488—1566)任太医院冠带医官
江诰	明正德年间(1506—1521)任北京太医院太医
胡滋	明嘉靖年间(1522—1566)授太医院医官
曹昌	明嘉靖年间授太医院冠带医官
方吉人	明万历年间(1573—1620)任登仕郎,又任太医
方锡	曾任太医院吏目
吴希尹	授太医院院佐
江子振	在京都任太医
江天耀	授太医院吏目
方达	明代太医
项有诚	任太医院御医
吴泰	明末曾任太医院太医

三、清　　代

吴　谦	清乾隆年间(1736—1795)官至太医院院判,授总修官,奉旨主编《医宗金鉴》
汪燕亭	清嘉庆年间(1796—1820)在太医院任御前太医
吴志中	任太医院吏目
洪　蕙	太医院属官
叶正芳	太医院属官
曹沧洲	清光绪三十三年(1907)被征为太医院御医,治愈德宗重病,名闻清廷

综上,在太医院任职的歙县籍太医共有26人,其中宋代5人、明代15人、清代6人。

此外,尚有歙县医家虽并非正式召入太医院任职太医,但曾为帝妃治愈过危重病症。如明代吴正伦曾治愈襁褓中的明神宗(万历帝)重病,也为德宗(隆庆帝)的贵妃治好疾病,获赏赐甚丰。又如黄鼎铉治愈崇祯帝贵妃田妹的血崩重候,思宗欲御赐其任太医,他婉言谢辞,被赐赠"医震宏都"匾额。再如清代汪大顺治愈乾隆帝皇太后之疾病,乾隆帝颁发"圣旨"表彰,为大顺本人及其父母封官加爵,并赐红豆树苗等。

附　部分任职地方医学官员的歙县籍医家

元代
陆文龙　徽州路医学正科

明代	
项 祥	明弘治四年(1491)任徽州路医学正科
程 格	徽州路医学正科
余时庠	徽州府医官
黄 昌	徽州郡医学录
程 潢	周府良医
程 柏	益府良医
汪 煇	兴府良医
曹 昌	冠带医官

第四章　仕而通医之歙县进士

一、宋　代

舒　雅(约 932—1009)

南唐保大八年(950)状元。入宋后,累迁将作监丞、太常博士。校多部史书、经书。撰有《山海经图》《十九代史目》等。与贯黄中等合修《神医普救方》,全书共 1 000 卷,惜已佚。

洪　遵(1120—1174)

宋绍兴十二(1142)年进士。曾任翰林学士,仕而通医。著有《洪氏集验方》等。

洪　迈(1127—1202)

洪遵之弟。宋绍兴十五年(1145)进士。曾任福州教授、中书舍人兼侍读学士等。著作丰富,亦精医学。所撰著《容斋随笔》中有多篇中医药文章。

陆梦发

宋宝祐四年(1256)进士。出身名医世家,为翰林医官陆安国之裔孙、名医陆师夔之子,传承家学,精于医。

二、元　代

鲍同仁

元泰定元年(1324)参加蒙古翰林院考试,考取泰定国书第一,即蒙古释褐状元翰林学士。授全州学正、历会昌同知等。通医,擅针砭之术。著《通元指要二赋注》《经验针法》。

三、明　代

程　玠

明成化二十年甲辰(1484)进士。官至观户部政。因其父兄皆以医术驰名,故亦好医而活人。著作颇丰,有《松崖医径》《眼科良方》《医论集粹》《脉法指明》等。

汪道昆(1525—1593)

明嘉靖二十六年(1547)进士。在文坛上享有盛名。受父亲影响,爱好医学。在《太函集》卷三十载有"世医吴洋吴桥传",并为名医江瓘撰写《明处士江民莹墓志铭》,为世医兼画家丁瓒作传等。

许　国(1527—1596)

明嘉靖四十四年(1565)进士。官至少保兼太子太保、礼部尚书、武英殿大学士等,加恩赐建许国石坊。著《许文穆公集》。仕而通医。曾为江瓘《名医类案》写序言等。

毕懋康(1575—?)

明万历二十六年(1598)进士。官后升至兵部左侍郎。喜医,著有《医汇》。

四、清　代

曹　诚

清乾隆三十六年(1771)进士。授编修,兼精医。

叶继雯

明末清初名医兼药商、武汉叶开泰药室创始人叶文基之曾孙。清乾隆五十五年(1790)进士,官至刑科给事中。官商一体,从政界和经济上支持曾祖父开设的药室,将其扩大并改名为叶开泰药堂。

叶名琛(1807—1895)

叶继雯之孙。清道光十五年(1835)进士。授编修,官至广东巡抚、两广总督等。仕而好医,支持家中发展叶开泰药堂事业。

汪宗沂(1837—1906)

清光绪六年(1880)进士。经学家,王茂荫之婿。曾任歙县紫阳书院山长。对《伤寒论》颇有研究,编著《杂病论辑逸》《小儿方药》等。

许承尧(1874—1946)

清光绪三十年(1904)进士,钦点翰林院庶吉士,先后任翰林院编修、甘肃省秘书长、甘肃省政务厅长等。民国二十六年(1937)纂成《歙县志》。亦精于医,撰写《医阶》《保产万金经》《汪氏拟方》等。在他主编的《歙县志》及本人著作《歙事闲谭》中有医学资料。

综上,歙县籍仕而通医的进士共 14 人,其中宋代 4 人、元代 1 人、明代 4 人、清代 5 人。

第五章　歙县医籍名录

一、晋唐时代

医家	书目
羊　欣	《羊中散方》三十卷
	《羊中散杂汤丸散酒方》一卷
	《疗下汤丸散方》十卷
杨玄操	《素问释音》
	《黄帝八十一难经注》
	《针经音》
	《本草注音》
	《明堂音义》
	《撰注黄帝明堂经》
崔元亮	《海上集验方》
陆　贽	《陆氏集验方》

二、宋　　代

医家	书目
舒　雅	《神医普救方》
张　扩	《医流论》
	《伤寒切要》
张　杲	《医说》
洪　迈	《医职冗滥》
	《雷公炮炙论》
	《医药捷法》

医家	书目
洪　迈	《外台秘要》
	《矾石之毒》
	《伏龙肝》
	《茸附治疽漏》
胡　权	《治痈疽内托散方》
许叔微	《伤寒百证歌》
	《伤寒发微》
	《类证普济本事方》十卷
王　棐	《指迷方瘴疟论》

三、元　代

医家	书目
鲍同仁	《通元指要二赋注》
	《经验针法》
吴以凝	《去病简要》二十七卷
汪汝懋	《山居四要》五卷
鲍元康	《燕斋集》

四、明　　代

医家	书目
程　琎	《太素脉诀》
	《经验方》
程　玠	《松崖医径》二卷
	《脉法指明》
	《医论集粹》
	《眼科良方》
	《大定数》
	《程松崖眼科咽喉秘集》
	《汇治眼目痛药性及治诸病之方》
	《眼科应验良方》
	《程松崖眼科》
	《经验眼科秘书》
	《歙西槐塘松崖先生眼科家传秘本》
	《简明眼科学》
	《眼科易知录》
程宏宾	《伤寒翼》
汪　源	《保婴全书》
许　宁	《医学理论》
陆彦功	《伤寒类证便览》十一卷
江　瓘	《名医类案》十二卷
郑　宁	《药性要略大全》十一卷

医家	书目
吴正伦	《脉症治方》四卷
	《养生类要》
	《活人心鉴》
	《虚车录》
	《吴正伦医案》
余傅山	《论医汇粹》
余午亭	《诸症析疑》四卷
	《医宗脉要》
	《余午亭医案》一卷
吴昆	《黄帝内经素问吴注》二十四卷
	《医方考》六卷
	《脉语》
	《针方六集》六卷
	《十三科证治》
	《参黄论》
	《药纂》
	《炙热考》
方有执	《伤寒论条辨》八卷
	《痉书》
	《或问》
	《本草钞》
巴应奎	《伤寒明理补论》
	《简明伤寒论》
洪玥	《外科秘要》

医家	书目
毕懋襄	《医荟》
毕懋康	《医汇》十五卷
郑时庄	《药性撮要》
	《医方密旨》
黄倧	《黄帝内经素问节文注释》十卷
	《黄倧医案》
吴元溟	《痘科切要》一卷
	《儿科方要》一卷
程仑	《程原仲医案》五卷
	《伤寒杂证》
	《验方》一卷
张柏	《张柏医案》
程玄宝	《太素脉诀》
许尚志	《进行医录》
汪椿	《颐斋医案》
	《医学先知》
	《八法针灸辨识》
	《子午流注图说》
张遂辰	《张卿子伤寒论》十卷
	《张卿子经验方》
	《杂症纂要》
	《易医合参》

医家	书目
吴勉学	《痘疹大全八种》
	《河间六书》二十七卷
	《校刊古今医统正脉全书》二百零四卷
	《校刻丹溪心法》
	《师古斋汇聚简便良方》六卷
王绍隆	《医灯续焰》
汪道昆	《太函集·世医吴洋吴桥传》
江应全	《汤剂指南》
	《活人书》
郑　泽	《墨宝斋集验方》二卷
	《重证本草单方》六卷
汪若源	《汪氏痘书》
罗慕庵	《医宗粹言》十四卷
	《药性论》
潘仲斗	《伤寒考证》
孙在松	《伤寒捷径书》
杨　慎	《素问草略》
程　伊	《释方》四卷
	《释药》四卷
	《脉荟》二卷
	《涵春堂医案》
	《拯生诸方》
	《医林史传》
	《医林外传》
	《史传拾遗》
黄文敬	《杏林手卷》
黄彦荣	《黄氏女科》
	《医学启蒙》
	《胎产节要》

医家	书目
方琦	《治麻方论》
程从周	《程从周医案》
程嘉祥	《程氏家传经验痧麻痘疹秘妙集要》五卷
詹方桂	《医学》
程晨峰	《程氏经验痘疹治法》
周于藩	《小儿推拿秘诀》
	《小儿按摩要术》四卷
胡玠	《居家十慎》
胡邦旦	《元气论》
曹昌	《鉴泉三要医书》
胡懋观	《医学心传》
汪士贤	《芝谱》
	《菌谱》
闵道扬	《医指如宜方》四卷
	《医学集要》二卷
	《伤寒纂要》二卷
方如川	《重证本草单方》六卷
吴瑄	《校刊薛氏医案二十四种》
刘锡	《活幼便览》
汪黝	《痘疹玄言》二卷
	《名医类集》
程锐	《治痘方书》

医家	书目
洪　基	《胞与堂丸散谱》四卷
	《摄生秘剖》四卷
	《种子秘剖》二卷
	《摄生种子秘方》四卷
	《生育指南》二卷
	《摄生总要》九卷
朱崇正	《仁斋直指附遗方》二十六卷
	《仁斋直指小儿方论》五卷
	《仁斋伤寒类书活人总括》七卷
	《医脉真经》二卷
	《仁斋直指医书四种》

五、清　　代

医家	书目
程敬通	《校刊外台秘要》四十卷
	《医法心传》
	《心法歌诀》
	《眼科秘方》

医家	书目
程云来	《伤寒论集》
	《伤寒抉疑》
	《金匮要略直解》
	《难经注疏》
	《医学杂著》
	《医暇卮言》
	《即得方》
	《一屋微言》
	《医学分类类编》
	《本草笺要》
	《程氏续即得方》二卷
	《圣济总录纂要》二十六卷
程应旄	《伤寒论后条辨》十五卷
	《伤寒论赘余》一卷
	《医径句测》
	《医学分法类编》
	《校刊刘河间伤寒三书》
叶 桂	《温症论治》
	《景岳全书发挥》四卷
	《种福堂公选良方》三卷
	《本事方释义》十卷
	《叶氏幼科要略》二卷
	《未刻本叶氏医案》一卷
	《临证指南医案》
	《临证指南医续集》
	《叶氏医案存真》三卷

医家	书目
郑重光	《伤寒论条辨续注》十二卷
	《伤寒论证辨》
	《伤寒论翼》
	《温疫论补注》
	《郑素圃先生医案》
	《集验简便诸方》
	《郑素圃医书五种》二十三卷
郑康宸	《瘟疫明辨》四卷
	《附方》一卷
	《吴郑合编二种》六卷
程云鹏	《灵素微言》
	《伤寒问答》
	《脉复》
	《医贯别裁》
	《慈幼筏》
	《种嗣玄机》
	《医人集》
程国彭	《医学心悟》五卷
	《外科心法》一卷
	《普明子寒热虚实表里阴阳辨》
方　开	《却病延年法》一卷

医家	书目
吴　谦	《医宗金鉴》九十卷
	《订正伤寒论注》十七卷
	《订正金匮要略注》八卷
	《运气要诀》一卷
	《伤寒心法要诀》三卷
	《四诊心法要诀》三卷
	《刺灸心法要诀》八卷
	《删补名医方论》七卷
	《杂病心法要诀》五卷
	《正骨心法要旨》四卷
	《外科心法要诀》六卷
	《妇科心法要诀》六卷
	《幼科杂病心法要诀》六卷
	《痘疹心法要诀》四卷
	《幼科种痘心法要旨》一卷
郑　晟	《生生录》三卷
余之隽	《脉理会参》三卷
吴人驹	《医家承启》六卷
曹恒占	《曹守堂医补》二卷
罗　美	《古今名医汇粹》八卷
	《古今名医方论》四卷
	《名医汇编》三卷
	《万方类编》
	《内经博议》四卷

医家	书目
吴　楚	《医验录初集》二卷
	《医验录二集》五卷
	《宝命真诠》
	《前贤医案》
吴　澄	《不居集》五十卷
	《伤寒证治明条》六卷
	《医易会参》
	《推拿神书》
	《师朗医案》
洪正立	《医学入门万病衡要》六卷
黄予石	《妇科衣钵》
	《妇科秘要》
	《临床医案》三卷
吴宏格	《新方论注》四卷
	《景岳新方歌括》一卷
郑梅涧	《重楼玉钥》二卷
	《痘疹正传》
	《箑余医话》
郑枢扶	《重楼玉钥续编》
	《喉白阐微》
	《咽喉辨证》
	《痘科秘要》

医家	书目
郑承洛	《杏庵医案》
	《胎产方论》
	《熟地黄论》
	《医叹》
	《燕窝考》
	《烂喉风》
郑钟寿	《祝三医案》
郑大樽	《应和医案》
郑　沛	《问山医案》
	《运气图解》
郑承湘	《伤寒金匮经方简易歌括》
	《医汇简切》
	《医学正义》
	《痘治正名类参》
	《愚虑医草》
	《喉菌发明》
郑承海	《喉科杂症》
郑　麐	《喉科秘钥》
郑　麟	《灵素汤液溯源》
方成培	《运气图解提要》
鲍漱芳	《灵素要略》
项天瑞	《同寿录》四卷
汪廷元	《新安医案》
	《广陵医案》

医家	书目
王卜远	《痘科要录》一卷
罗世震	《痘科类编》三卷
江 进	《集古良方》十二卷
方 开	《摩腹运气图考》一卷,附一卷
潘为缙	《血症良方》
蒋居祉	《本草择要纲目》二卷
汪明之	《虚劳论》
吴承荣	《吴氏摘要本草》
吴起甫	《家传痰火秘方》
王 谟	《口述篇记录》
程道周	《疡科外治验方》
	《锦囊医话》
汪艺香	《遗下典型》
郑承洛	《秋斋偶记》
汪瓒功	《医要》
汪启贤	《应验神方》一卷
	《明医治验》二集
	《济世全书》
	《醒世理言》
	《添油接命宗丹大道》
	《医学碎金》
	《脏腑辩论》
	《脉诀金机》
	《汤液须知》

医家	书目
汪启贤	《食物须知》
	《中风瘫痪验方》
	《虚劳汇选应验良方》
	《明医治验》
	《蛊膈汇选验方》
	《外科应验良方》
	《妇科胎产问答》
	《广嗣秘诀验方》
	《幼科汇选应验良方》
曹开第	《家居医录》
汪　烈	《药性会参》
吴学泰	《医学刍言》
	《人镜》
程文囿	《医述》十六卷
	《杏轩医案》三卷
	《医学溯源》二卷
	《伤寒析疑》一卷
	《伤寒提钩》一卷
	《诸脉条辨》一卷
	《方药备考》一卷
	《杂症汇参》八卷
	《痘疹精华》一卷
	《医案辑要》二卷

医家	书目
程正通	《程正通医案》
程芝田	《医法心传》一卷
	《医学津梁》（又名《医约》）四卷
	《医博》
江鸿镕	《医学撮要》二卷
江允晖	《痘科集验》
	《胎产秘书》
许佐廷	《喉科白腐要旨》
	《活幼珠玑》二卷
	《经验喉科》
	《喉科合璧》
许思文	《喉科详略》
	《喉科阐微》
	《幼科简便良方》
	《墨罗痧问答论》一卷
	《星轺避暑录》
许维贤	《活幼珠玑》二卷（与许佐廷合编）
	《补编》一卷（与许佐廷合编）
罗浩	《内经余论》一卷
	《诊家索隐》一卷
	《药性医方辨》三卷
	《医书总录》
	《医书题解录》一卷
陈丰	《苇航集》

医家	书目
汪家谟	《胎产辑萃》四卷
鲍泰圻	《鲍氏汇校医书四种》
许豫和	《小儿诸热辨》一卷
	《橡村治验》一卷
	《怡堂散记》二卷
	《散记续编》一卷
	《橡村痘诀》二卷
	《痘诀余义》
	《金镜录注释》二卷
汪　宏	《汪氏医学六书》
	《伤寒论集解》
	《金匮要略集解》
程秉烈	《伤寒注释》二卷
	《脉诀捷径》
饶　堭	《伤寒诀》
	《伤寒变论》
吴　迈	《方证会要》四卷
江　昱	《药房杂志》
	《跌打秘方》
江　兰	《集古良方》
汪世渡	《时疫类方》四卷

医家	书目
汪燕亭	《聊复集》五卷
	《聊复集·怪症汇纂》
	《伤寒妇科》五卷
	《伤寒三说辨》
	《医阶诊脉》一卷
	《医阶辨药》一卷
	《医阶辨证》一卷
	《眼科心法》一卷
	《咽喉口齿玉钥全函》一卷
叶廷芳	《经验方五种》
	《痢疾诸方》
	《疟疾诸方》
	《疔疮诸方》
	《喉科诸方》
叶志诜	《汉阳叶氏丛刻医书七种》
	《神农本草经赞》
	《观身集》
	《颐身集》
	《降囊撮要》
	《信验方录》
	《五种经验方》
	《咽喉脉通论》
何　青	《医学集证》
吴玉楷	《方症会要》四卷

医家	书目
许绍曾	《酒谱》
朱本忠	《急救须知》
	《饮食须知》
	《格物须知》
	《修养须知》
	《贻善堂四种须知》
程有功	《冯塘医案》
叶馨谷	《红树山庄医案》十二卷
江九皋	《圣济总录》
曹春宇	《秘传治麻心法》
吕茶村	《伤寒导源》三编
江登云	《植物志》
吴章侯	《攒花知不足方》
	《攒花易简良方》四卷
汪沆	《说疟》
张节	《张氏医案》一卷
	《学医一得》
	《持脉大法》
	《本草分经》
	《瘟症论》
	《伤燥论》
	《痘源论》
	《附经》
	《张氏医参》七种

医家	书目
程观澜	《药性正误》
李窦侯	《黄山野菜考证》
胡其重	《理脉》
	《医约先规》
	《各证经验秘方》一卷
	《急救危症简便验方》
王籍登	《蕴斋医案》
	《伤寒心悟》
	《瘟病犀烛》
	《癌病探源》
方省庵	《喉风论》四卷
鲍集成	《疮疡经验》三卷
方星岩	《古方选注》一卷
	《方星岩见闻录》五卷
连 氏	《增订达生篇》三卷
程三才	《证治阐微》四卷
程国汉	《麻证全编》二卷
胡大溟	《易易格物编》四卷
王 勋	《慈航集》二卷
江之兰	《医津一筏》一卷（又名《内经释要》）
方家万	《祖传外科秘方》
吴尚相	《宾阳医案》一卷
吴亦鼎	《神灸经纶》四卷
	《麻疹备要方论》一卷
程式仪	《诸证采微》八卷

医家	书目
程锦耀	《玉泉镜》
汪广爵	《医要》
程鼎新	《梅谷丛谈》十卷
	《习医时镜》六卷
鲍增祚	《昙华书屋遗稿》
洪　桂	《抑隅堂散记》
	《洪桂医案选》
殷世春	《医方便读》
	《本草便读》
	《幼科金镜》
	《痘科重光》
殷长裕	《本草便读补遗》
殷安涛	《殷云舫医案》
巴堂试	《病理药性集韵》
	《叶调详释》
毕体仁	《医学心得》五卷
	《临证主治大法》二卷
程镜宇	《痧喉阐义》
张子襄	《舌图辨证表》一卷
徐少庵	《啖芋斋杂录》三卷
许绍曾	《保赤心书》一卷
梅江村	《脉镜须知》二卷
毕泽丰	《喉证单方》

医家	书目
汪宗沂	《杂病论辑逸》
	《小儿方药》
程　曦	《医家四要》
许　凝	《医记》《遁气符》
江本良	《飞布保脉集》
江少微	《妙莲花室新编二十八方》
胡学训	《胡学训医案》
	《医醇膳义歌诀》
江有诰	《素问灵枢韵读》
吴承荣	《吴氏摘要本草》
曹沧洲	《曹沧洲医案》二卷
程润章	《伤科汤头歌诀》一卷
程景耀	《天都程氏选辑外科良方》
吴汝纪	《每日食物祛病记》
许承尧	《汪氏拟方》
	《医阶》一卷
	《保产万金经》一卷
丁肇钧	《见症知医》六卷
洪敬然	《产宝全书》四卷
方锦文	《药性歌括》
曹国柱	《经验良方》
胡其重	《医约先规》
	《医书辑要》
	《急救危症简便良方》二卷
	《急救危症简便良方续集》二卷

医家	书目
胡增彬	《经验选秘良方》六卷
程让光	《外科秘授著要》
孙光业	《幼科仁寿录》
周云章	《简易医诀》
	《儿科三字经》
	《外科三字经》
	《温病三字经》
叶　熙	《观颐居医案》
胡应亨	《伤寒辑要》
	《杂症脉诀》
王君萃	《小儿烧针法》
黄山采药翁	《农经酌准》
养晦斋主人	《医家必读》

六、近 现 代

医家	书目
许韵清	《许氏医效》
余伯陶	《鼠疫扶微》
	《疫证集说》
	《伤寒古义》
	《素盦医话》
	《救急便览》
王仲奇	《王仲奇医案》
	《缑山仙馆医案》

医家	书目
李颂南	《救急录》
张　夔	《内经浅注》
王一仁	《内经读本》
	《难经读本》
	《伤寒读本》
	《金匮读本》
	《中医系统学》
	《神农本草经新注》
	《中国医药问题》
	《分类方剂》
	《饮片新参》
	《三衢治验》
	《古今医说评议》
丰文涛	《丰文涛医案》
胡天宗	《天中廋鹤研精集》
	《诊余笔录》
	《药性要略》
	《药物小说》
	《医案汇存》
胡天民	《浣花草堂医案》
	《半山居士医案》
	《新编六因条辨摘要》
	《伤寒合纂》
	《保婴铁镜》
方乾九	《方乾九医案》

医家	书目
洪韵澜	《洪韵澜医案选》
曹惕寅	《翠竹山房诊暇录稿》
郑渭占	《松巢秘录》
	《郑渭占医案》
王栋卿	《王氏鳞案》
	《外科肿疡溃疡口诀》
潘仲古	《医学精华》
	《仲华医案》
	《验方汇集》
毕梦飞	《卫生顾问》
曹元宇	《神农本草经辑注》
方建光	《诊余随笔》
方咏涛	《方咏涛医案》
许寿仁	《长寿新编》
	《时病论歌诀》
	《许寿仁验方》
鲍益友	《伤外科临床经验》
黄从周	《丛菊主人医论医话辑录》
	《中医杂志选辑》
	《黄从周医案》
杨以阶	《儿科临床医案》
张颂山	《临床经验选辑》
胡翘武	《中医临证三字经》
	《医事札记》
	《医案一百例》

医家	书目
王任之	《王任之医案》
杨伯渔	《伯渔矽肺医案》
	《虚劳论治》
	《中医戒毒方药》
王乐匋	《新安医籍考》
	《续医述》
	《老匋读医随笔》
程莘农	《难经概述》
	《难经语释》
	《中国针灸学概要》
	《简明针灸学》
	《中国针灸学》
	《针灸精义》
巴坤杰	《方剂学问难》
	《中医临床手册》
殷扶伤	《殷扶伤医案》
程亦成	《名医名方录》
李济仁	《济仁医录》
	《痹证通论》
	《痿病通论》
洪芳度	《新安医学史略》
	《新安喉科荟萃》
	《新安历代医家名录》
汪济南	《杏林汇粹》

七、歙县医家流传海外之医籍及对外医学交流

南朝		
医家	书目	流传海外情况
羊　欣	《羊中散方》	部分残卷被抄写在《经方小品》中，藏于日本"前田育德会尊经阁文库"
	《羊中散杂汤丸散酒方》	
	《疗下汤丸散方》	

唐代		
医家	书目	流传海外情况
杨玄操	《素问释音》	见于《日本国见在书目录》等
	《针经音》	
	《黄帝八十一难经注》	
	《本草注音》	
	《明堂音义》	
	《黄帝明堂经》	

宋代		
医家	书目	流传海外情况
张　杲	《医说》	朝鲜李氏王朝成宗十五年（1483）刻本
		日本万治元年（1658）、万治二年（1659）刊本

明代		
医家	书目	流传海外情况
吴　昆	《素问吴注》	日本元禄六年癸酉(1693)书林吉村吉左卫门刻本
		日本宝永三年丙辰(1706)刻本
	《医方考》	朝鲜李氏王朝宣宗二十年(1586)刊本
		日本元和五年己未(1619)梅寿刻本(附脉语二卷)
		日本宽永六年(1629)核田勘兵卫刊本
		日本庆安四年辛卯(1651)秋田屋平左卫门刻本
		日本抄本
江　瓘	《名医类案》	日本元和九年癸亥(1623)诸子梅寿刻本
		日本宽文元年辛丑(1661)野田庄右卫门刻本
程　嵛	《程原仲医案》	日本抄本
巴应奎	《伤寒明理补论》	日本内阁库藏残存卷三、卷四
郑　宁	《药性要略大全》	日本国立公文书馆内阁文库明嘉靖二十四年(1545)孤本
程　伊	《程氏释方》	日本文化元年甲子(1804)索须恒德抄本
刘　锡	《活幼便览》	日本抄本
张遂辰	《张卿子伤寒论》	日本京师书坊刻仲景全书本(十卷)
		日本刻本
朱崇正	《仁斋直指医书四种》附遗	日本抄本

清代		
医家	书目	流传海外情况
程　林	《伤寒抉疑》	日本元禄九年丙子(1696)平安城书林博古堂刻本
	《金匮要略直解》	日本抄本

清代		
程应旄	《伤寒论后条辨》	日本宝永元年甲申（1704）博古堂刻本
	《医径句测》	日本抄本
吴　谦	《医宗金鉴·种痘心法要诀》	1778 年日本医家精选编成《种痘心法》刊行
洪正立	《医学入门万病医衡》	日本延宝五年丁巳（1677）唐本屋喜右卫门刻本
		日本天和三年癸亥（1683）伊藤五郎兵卫刻本

综上考证，至少有 16 位歙县医家所编纂的 26 种医籍流传日本、朝鲜。

日本汉方医学名家丹波元胤于清道光六年（1826）编成的《中国医籍考》，收集我国自秦汉至清道光初年的医书近 2 600 种，其中共收载新安医家 63 人编撰的医籍 139 种，部分为歙县名医之著作，足可显示新安医学对日本汉医影响之一斑。此外，歙县名医方有执、程应旄等的伤寒"错简重订"学说东传日本，被江户时期的日本医家接受并大力推广，于是古方派（或称经方派）兴起盛行，至今古方派在日本仍为汉方医的主流派，可见方氏学说对日本汉方医的发展方向影响之大。吴谦《医宗金鉴·种痘心法要诀》在日本被改编成《种痘心法》出版，使人痘接种术逐渐推广及日本全国。

另有明代仕而通医的大学士许国在明隆庆元年（1567）奉命出使朝鲜，曾携医家随行，朝鲜国王派来迎接的使者中有医官柳珉，许国赠诗给他："朝从竹溪游，暮从竹溪宿。洗药临清溪，悬壶傍深竹。海国近仙乡，海客多禁方。蓬莱觅奇草，逆旅访长桑。"程原仲曾在明天启年间（1621—1627）赴朝鲜行医。点点滴滴，在中外医学交流史上留下了深刻印记。

第六章　歙县中药业

一、歙县著名中药材

歙县山水幽奇秀丽,蕴藏着丰富的中药材资源。

歙县种植中药材历史悠久,早在《新唐书》中就有歙县进贡黄连的记载。宋《新安志》又有"庶草之繁庑,其施于药饵者,芝兰(白芷或白芷与蕙兰的合称)、芍药、菟丝、昌羊(石菖蒲)"的记载。但当时种植规模较小,之后逐渐扩大。

明弘治十五年(1502)有记载的歙县中药材达 84 种。

民国二十六年(1937)有记载的歙县中药材达 184 种。

1985 年,歙县已形成商品的中药材有 480 种,其中种植 105 种、野生 375 种。

歙县著名中药材主要有贡菊、白术、山茱萸、前胡、半夏、厚朴、杜仲、何首乌、绿萼梅、枳壳、吴茱萸、木瓜、红花等。

二、惠民药局

《宋史·选举志》云:宋徽宗崇宁年间(1102—1106),京师于太医局之外创建"和剂惠民药局",后又诏令全国各府皆设置药局。南宋嘉定二年(1209)徽州府在府城歙县始建"广惠药局"于州衙之西侧。

元大德三年(1299)诏令各路设置"惠民药局",徽州路惠民药局设医士 2 人、药生 5 人。每年由当地医士轮流值班,全局修合药物四百余种。大德九年(1305)又令各州、县设子(支)局,其药物由总局按四季发放。

明洪武三年(1370)徽州府设药局在歙县城鼓楼前故地,选派内外科医学提领 2 人,分季购买药材发给药局,每日由药生二人轮班,修合成药,以供居民之贫病者。弘治十四年(1501)知府彭泽措置药材,由药局加工,施治贫病。

清代虽设有惠民药局,但形同虚设。

三、中药店

新安歙县陆氏世医家族,唐末兵曹陆惨调歙州,子孙遂定居于歙县。其先世自唐(一说宋)开设"保和堂"药店而闻名于世,为文献所载新安最早的药店。

与北京同仁堂、广州陈李济堂、杭州胡庆余堂齐名的全国四大药堂之一的武汉叶开泰堂，就是由明末歙县蓝田人叶文基开设的。叶文基为叶天士之族叔祖，早年习医于故里，明崇祯十年(1637)至湖北汉口鲍家码头创建叶开泰药室，边悬壶诊疾，边自制"八宝光明散""虎骨追风酒"等中成药推销。因药效灵验，取利微薄，甚至送药上门，声誉日起。后经历代子孙逐步增资，至清乾隆年间其曾孙叶继雯时即扩大并改称为"叶开泰药堂"。自乾隆中期至清末、民国初叶开泰药堂年经营额达白银五十万两，发展为全国著名的中药企业。现已入选湖北省非物质文化遗产代表性项目。可见歙县中药业在全国医药业的重要地位。

明清时期，新安医学鼎盛，医家众多，因此，不仅县城有多家药店，而且大多乡镇都开有中药店。民国二十四年(1935)歙县有私营药店170余家，从业人员300余人。民国三十七年(1948)因受日本侵华战争影响，私营药店减少，只有123家，从业人员280人。民国期间，歙县著名药店有县城胡集和堂、元和堂、同益堂、同德堂，深渡姚大生，富堨太和堂，三阳许开泰，北岸葛天益，朱村黄翼农，溪头复生堂，晔岔王恒春，郑村同济堂等。

中华人民共和国成立以后，私营药店经营稳定。1954年，成立中国药材公司安徽省歙县分公司，对口管理全县私营药店。当时全县有私营药店121家，从业人员278人。1956年，进行私营药店改造，设4个公私合营药店，从业人员86人，设10个合作药店，从业人员124人；续存私营药店27个，从业人员37人。1958年，私营药店全部改造成为公私合营或合作商店，归歙县医药公司管理。1969年，4个公私合营药店过渡为国营药店。2002—2004年，全县国营药品批发部和国营合作药店先后转为私人经营。

四、中药材交易

民国二十四年(1935)，歙县收购白术200余吨、贡菊150余吨；民国后期至中华人民共和国成立初期，歙县年收购贡菊约25吨，白术约10吨，山茱萸约15吨；1955年，歙县医药公司开始中药材专营；1957年，歙县收购的中药材有贡菊、白术、山茱萸、厚朴、杜仲、何首乌、绿萼梅、枳壳、吴茱萸、木瓜、红花等200余种；1960年，收购的中药材品种有455种；1961年，歙县收购山茱萸19.4吨；1981年，歙县收购白术79.9吨；1985年，歙县收购贡菊218吨；2004年歙县医药公司改制，中药材购销全部由私营商业经营。

五、中药业团体

民国十九年(1930)3月2日,成立了歙县历史上第一个中医药团体——全国医药总会歙县分会。共有会员60多人,其中包括中药业人员。

1931年,歙县医药支会改组为歙县中医公会,医、药分开,另行组建了歙县中药同业公会。

1984年,成立了歙县中医中药学会,其中包括中药人员。

六、中药学校

1958年秋,成立了歙县中医学校,同时也成立了歙县中药学校。1961年6月,因机构调整而停办。

第七章　歙县中医传承教育

作为徽州政治、文化、教育、商业、医学中心的歙县，被称为"东南邹鲁""程朱阙里"，自古理学盛行，文风昌盛。程朱倡导习业岐黄。程颐提出"病卧于床，委之庸医，譬之不孝者也"，"事亲者不可不知医"。朱熹则进一步倡导："择民之聪明者，教以医药，使治疾病，此仁人之心也。"新安人士认为"百家者流，莫大于医"，"有益于世者莫甚于医"，因此学医者众多。据记载，新安医学共涌现1 300余位名医。清代道光年间进士高学文明确指出："余游江浙闽粤已二十余年，遂闻天下明医出在新安。"传道授业，衣钵继承，是新安医学的一个特色。其教学传承主要有四类：一是家族世传（家族链），二是师徒授受（师承链），三是自学成才，四是院校教育。古代以前两类为主，现代则以第四类为主。值得一提的是新安医家编著的一些医籍是影响极大的中医入门书籍或重要教材，对祖国医学的普及和传承做出了很大贡献。

一、家族世传

徽歙"儒风独盛"。《礼记·曲礼》指出"医不三世，不服其药"。"三世"另一义指《黄帝内经》《太素》《神农本草经》三部典籍，但本义为"传承三代"。故新安医家尝云"诚谓医道之难，非世其学者不能知"，"医之贵得其传也"。尤其在徽州歙县，受儒学思想影响，历史上的徽州是一个聚族而居的宗族社会。徽州宗族注重教育族人，讲求礼义廉耻，恪守做人之道，鼓励族人读书经商，也鼓励族人习业岐黄。家族社会的宗族色彩在新安医学中有着鲜明的时代象征和社会烙印。新安医派中，父子相袭、兄弟相授、祖孙相承、世代业医的家族现象十分明显。据统计，歙县祖传名医世家有46家（其中始于宋代的4家，始于明代的13家，始于清代的24家，始于近代的5家）。黄孝周主编的《中国历史文化名城：歙县》丛书的《杏林第一枝》分册中，就重点介绍了歙县宋代张杲家族、明代富山余氏、明清澄塘吴氏、明清槐塘程氏，以及现代仍在传承的歙县名医世家新安王氏医学、歙县黄氏妇科、郑村南园与西园喉科、蜀口曹氏外科、吴山铺程氏伤科等。安徽中医药大学新安医学流派研究小组编写了《新安医学流派研究》一书，第九章"新安医学的学术传承"第二节"新安世医传承链"重点论述的12家新安名医世家中，歙县占了10家。其中失传的有歙县张氏医学、新安"保和堂"陆氏医药世家、歙西余氏医学世家、歙西澄塘吴氏世家。至今仍有传人的有歙县黄氏妇科、歙县定潭"张一帖"内科、歙西郑氏喉科、歙县黄源村—吴山铺程氏伤科、新安王氏内科、歙县蜀口曹氏外科6家。目前在非物质文化遗产传统医药类项目中,歙县范围内已经被批准的国家级非遗项目有张一帖内科疗法、西园喉科医术,安徽省级非遗项目有新安王氏内科、新安歙县黄氏妇科、新安南园喉科医术、野鸡坞外科、吴山铺伤科等,黄山市级非遗项目有新安上丰内科诊疗法、殷氏内科、歙县查坑中医内科、歙北王氏内科、唐里文德堂内科诊疗法等。

二、师徒授受

新安医家认为"学医费人,古语可畏,习是业者,非得父师口传心授,鲜不自误误人"。除了祖传者父传于子,拜师受业乃学医的主要形式。

歙县医家虚怀若谷,海纳百川,体会到"道虽达于黄山白岳间,犹以窥管之见,不足以语山海之全。于是历诸省,访名贤,自觉会悟渐深,较诸往时若有异焉",不但在本地拜师,有的还赴外地求学,有的不仅拜一个老师,还从过多师。

早在宋嘉祐年间歙县张扩先从当地本族医家学习,后拜蕲州名医庞安时为师,学成后,听说西蜀的王朴擅长脉学,又赴四川求学,然后回南京等地行医。后传弟挥、子师孟。张挥传子彦仁。张彦仁传子张杲。张氏家族成为新安最早的医学世家之一。

明代余午亭先随堂兄余傅山习医,勤奋好学,学业益精。后传子小亭、仰亭,孙幼白,曾孙士冕,玄孙之隽,昆孙林发,仍孙卫苍,云孙昭令,历经八代均业医。并传授门人吴昆,教学3年,老师勉励吴昆"友天下之士"。吴昆乃由三吴赴浙江,历荆襄,抵燕赵,访有道之名师。在《针方六集·自序》中云"昆自束发修儒,游心灵素……未及壮年,负笈万里,虚衷北门,不减七十二师",学业益精,终于成为医学家。吴昆传有门生江子振等19人。

清代叶天士出身新安名医世家。高祖叶封山、曾祖叶隆山在歙县东乡蓝田行医。祖父叶紫帆中年时才携子朝采迁往苏州悬壶。叶天士先随父朝采学习祖业,14岁时父亲病逝,乃改从父亲的门生朱某学医。朱君将老师平时所授悉教之,天士能彻其蕴,其学术出朱君之上。天士好学不倦,择善而从,闻知有擅长医道者,以师礼事之,10年先后从师17位,于是医术大进,成为伟大的医学家。传子奕章、龙章,并带教门生华岫云等多人。进士稽璜谓:"先生之名益高,从游者日益众。"叶天士好友李国华云:"其门墙桃李亦皆至戚旧交。"叶天士的门人将其临床医案《临证指南》刊行于世。

清代歙县程杏轩精医学,读书极博。经 35 年的努力,采集古今医籍 320 余部、经史子集 40 余种,编撰大型类书《医述》,全书分为 16 卷、130 门、570 类,选案 284 则,附方 197 个,洋洋洒洒 65 万余字。还编有《杏轩医案》,分为初集、续录、辑录三卷,历史上多次出版,而且于 1959 年由王任之副厅长主持点校,出版了长宋体宣纸线装本。程杏轩传胞弟文琬、文荃,子光台、光墀,侄光庭、光庠,孙书、春,并带教门人许朴、倪榜、许俊、洪鼎彝、汪有容、叶光煦、郑立传等。他的亲属及门生曾协助《杏轩医案》的参校。

名师出高徒,歙县医家带徒传授,薪火相传的例子不胜枚举。中华人民共和国成立后,1956—1973 年歙县累计有中医学徒 599 人(其中有师带徒的,也包括名医世家父传子者),其中以 1957—1958 年、1962—1963 年招收带教的两批学徒人数最多。

三、自学成才

徽州歙县儒学盛行,一些人先习举子业,有的功名不就,有的因自己或亲属患病难愈,因推崇"不为良相,便为良医",而逐研岐黄,熟读中医经典和各家学说,后以医闻名于世。

江瓘(1503—1565),少治儒,为诸生有声,14 岁时,母亲患暴疾而亡,江瓘拊棺号哭。次年应乡试,复不利。后来自己患呕血,请十几位医生治疗无效,因此"涉猎医家指药,自药而瘳"。"挟无师之智,呈独创之巧",江瓘用 20 年时间,撰写成初稿,然后其子江应宿继续花了 19 年补充并编辑完成我国第一部资料空前丰富的医案专辑《名医类案》。

明末张遂辰(1589—1668),字卿子,原居歙县,少习举子业,应试不售。随父迁居杭州。因少年体弱多病,医治罔效,乃"早读黄帝书"。于是"自检方书,上自岐伯、扁鹊,下至刘完素、张子和、朱丹溪、李东垣等诸家之学,皆穷其旨,病遂已。人延之治,辄效"。张遂辰自学成才,医术精湛,闻名于世。其居住及悬壶处为杭州城东横河桥东北的菖蒲巷,时人仰慕其名,故又称此巷为"张卿子巷"。撰有《张卿子伤寒论》等医籍。带教了许多学徒,其中以杭州人张志聪、张令韶、沈亮辰医名最著。张志聪传杭州高士宗,高士宗又传回徽州休宁县汪文誉。徽杭两地互相交流,四代师徒相继授受,谱写了一曲徽杭杏林密切联系的交响曲。

且有一批以儒通医者,多为饱学之士或知名硕儒,儒医兼修,如黄孝周撰写的《仕而通医的新安进士》一文,介绍了宋代洪遵、洪迈、王炎、陆梦发,元代鲍同仁,明代张敏、程玠、许国、毕懋康、金声,清代曹诚、戴震、叶继雯、吴乙照、叶名琛、汪宗沂、许承尧等共 17 位进士,其中除王炎、张敏、金声、戴震、吴乙照为外县人,有 12 位是歙县进士,既任官员又懂医学,有的还编写了医学著作,皆属此类代表人物。

四、院校教育

现代院校教育是培养中医人才的主要途径。新安医家在近代中医院校教学方面亦有颇多建树。

1. 集体讲学

早在明嘉靖二十二年(1543)10 月歙县余傅山就曾邀请徽州各县名医汪宦、吴簧池、汪双泉、黄刚、谢朴、许明远、汪宗进、丁翔等在歙县城内乌聊山馆集体为余渥、江某、吴某等一些门人讲学。其内容有医论、医话与医案,涉及脉法、伤寒、杂证及妇、儿等科的医论与治验。这既是新安中医老师的第一次集体授课,也是新安名医的第一次学术讲座活动。后来将此次讲学记录,整理成册,名为《论医汇粹》,在中国医学史上是一创新。歙县中医医院于 1989 年 4 月 11 日将此书予以校注翻印。

2. 民国时期中医学校

民国二十六年(1937)经南京政府中央国医馆批准,在歙县县城东门外的许家祠堂创办歙县国医学校,新安黄氏妇科第 24 代传人黄育庭任校长,胡天宗任副校长。开学未久,黄育庭病逝,学校停办。

抗日战争胜利后,1945 年底歙县又筹办了徽州国医学校,由胡天宗任校长。但招生届数和人数不详,待考。

3. 歙籍医家创办江西中医学校

歙县西乡石桥(今属安徽省黄山市徽州区)许寿仁(1904—1970)少年在家乡立志岐黄。1919 年迁居江西南昌。1947 年自筹资金,创办"江西中医学校",校址设于南昌市肖公庙街,自任校长,并兼教学,自拟校训"勤读精研,仁慈济众"。1947 年 9 月 1 日学校正式开学,首届招收学生 50 名。1948 年秋招收第二届学生近 50 名。1950 年首届毕业的学生共计 29 人,分赴江西省各地工作。1951 年奉南昌市人民政府教育局指示,因教育事业调整,该校停办。

4. 外出游学进修

民国时期,徽州一些热爱岐黄事业的有志之士曾赴外地当时为数不多的中医院校学习深造,学术益精,名声愈大。如歙县蔡坞王一仁(1897—1949),1917 年考入上海中医专门学校,1921 年毕业后留校任教,并担任当时上海《中医杂志》编辑长,后任《三民医药报》主编、上海中国医学院总务主任、上海国医公会秘书长等,著作颇丰。程六如曾赴浙江吴兴于沈懿甫所办的浙江中医传习校学医。汪寄岩 1930 年考入上海中医专科学校学习。黄从周曾考取苏州国医研究院深造。吴锦洪曾考入上海中医专修班进修。汪大充曾考入上海中国医学院学习。吴席尘、张颂山曾参加上海恽铁樵医药事务社函授 2 年。

5. 中华人民共和国成立后的中医学校

1958 年秋,歙县人民政府指示歙县人民医院中医科负责筹建歙县中医学校。由时任县长郑恩普亲自担任校长,学校经费由县政府全额拨款,足见县政府的重视程度。校址选在歙县徽城镇斗山街 42 号许芸生宅。当时中医科杨以阶已调往安徽省中医进修学校任教,仅有黄从周、殷扶伤师生两人,诊务繁忙,以医院临床工作为主,任兼职教师。适逢 1958 年 11 月 8—10 日歙县人民政府卫生科在岩寺召开全县中医中药献方献宝大会。为了保证教学质量,歙县人民医院中医科报请歙县人民政府批准,聘请担任会务工作的汪南辉、许维心、罗履仁调来学校担任专职教师。

1958 年 11 月底第一期开学。由殷扶伤教政治,黄从周教内经,汪南辉教伤寒论,许维心教金匮要略,罗履仁教温病学。学生有张舜华(张一帖内科传人)、郑铎(西园喉科传人)、汪济南(汪润身之子)、毕光辉、承寿康、鲍慎谋、黄讓三、程光祖(吴山铺妇科传人)、江立彬(黄从周门人)、姚庆昇、朱人军、汪能彬、郑绍荣(李济仁门人)、唐梦芝、方咏谐、方真宇、洪灶金、曹维贤、张逢淦、徐承志、周民佐、宋德馨、方竹生等 25 人。于 1959 年底毕业。

1960 年 2 月第二期开学。除上期课程外,增加了针灸学课程,由第一期毕业留校的汪济南任教。学生有黄孝周(黄从周之子)、胡成铭(许维心堂内弟)、潘昭灯、汪承池、巴坤载(巴觉春之子)、潘明照、汪在遥(方建光之婿)、徐仲坪(郑渭占之孙婿)、方玉山、姚绪法、吴元生、方景松、毕文荣、方善之(野鸡坞外科传人)、罗时辉(罗履仁之子)、项根友等 22 人。于 1961 年 6 月毕业。该期毕业后,根据上级指示精神,因精简机构,学校停办。学校的 4 位教师全部调至歙县人民医院中医科从事临床工作。黄孝周亦正式到歙县人民医院中医科工作,并随父亲襄诊继续深造。

6. 歙籍医家选调至中医药院校任教

中华人民共和国成立后,一批新安医家(主要是歙县医生)被选拔进入高等学府从事医教研工作。1952年安徽省中医进修班创办,1955年改为安徽省中医进修学校,其中有汪寄岩、杨以阶等歙县医家任教。1952—1957年,仅歙县就选派42名中医参加学习。1959年安徽中医学院正式成立伊始,如歙县潜口杨氏儿科杨以阶、新安王氏内科王乐匋、郑村南园喉科郑景岐、张一帖内科李济仁,以及汪寄岩、巴坤杰等一批新安医家就汇聚该校执教,约占当时该校中医教师的三分之一,后来他们都成为中医各个学科的奠基人。1979年安徽中医学院恢复重建时,再次选调了一批新安名中医充实师资队伍,如绩溪(原籍歙县)胡氏内科胡翘武、歙县蜀口曹氏外科曹恩泽、歙县黄氏妇科黄孝周,以及胡国俊、吴曼衡、洪必良、张宁生等名家,新安医学师资后继有人。其后,2013年安徽中医学院更名为安徽中医药大学,本校毕业留校的新安名医世家后裔歙县郑村南园喉科郑日新、歙县上丰程氏内科程晓昱已成为教授、主任中医师,至今仍在大学发挥重要作用。

7. 中医温课班

1978年歙县卫生局专门成立"新安医学研究小组",医政股股长洪芳度全权负责,调来黄孝周、项长生、方云霞、洪必良等为组员,以此为开端,在安徽省乃至全国拉开了"新安医学"这一新学科领域的研究大幕。次年歙县卫生局以这个研究小组为主,另抽调了几位中医师组成教学组,对全县在职中医师进行经典著作的讲授温课。徽州地区卫生局认为这一举措对全地区有指导意义,又聘请歙县教学组为徽州地区的温课班进行讲课,对提高学员的中医理论和技术水平起到很大的促进作用。王任之副厅长于1983年4月1日在《关于改进我省中医工作的十点意见》的第六点"鼓励开展温课进修,提高中医技术水平"中,指出"歙县的经验,把中医组织起来温课学习是一个值得推广的办法。他们采取事先布置复习提纲,分散阅读学习,一年集中讲几次课,然后统一组织考试。他们已经坚持好几年,收效显著。该县在全省几次中医中药人员业务考试中都名列前茅"。

五、入门教材

历代以来,全国各地中医在传承中常将歙县医家的著作作为教材。如将吴崑《素问吴注》等作为内经课程教材,将方有执《伤寒论条辨》、张遂辰《张卿之伤寒论》等作为伤寒论课程教材,将叶天士《温症论治》(又名《温热论》)等作为温病学课程教材,将程国彭《医学心悟》、程曦《医家四要》作为中医课程初学教材,将吴崑《脉语》中关于"七大病案格式"的内容等作为病案书写的教材,将江瓘《名医类案》、叶天士《临证指南医案》作为临床带教的教材,等等。特别是吴谦主编的《医宗金鉴》,是一部大型综合性医学教科书,共 15 种、90 卷,全书概括了基础理论和临床各科,阐述各种病证、病因和辨证论治,选方平稳,切合实用,尤其是各科心法,先歌诀,后注释,方便习诵,执教易教,读习者易学,出版后 200 多年来极受杏林推崇,不但作为一般中医入门者必读之医著,更被清代自乾隆起历代钦定为太医院教科书,曾被我国台湾地区列入中医师资格考试检考、特考科目。

清代程国彭的《医学心悟》、汪文绮的《会心录》、程芝田的《医约》、程曦等的《医家四要》、李文来的《李氏医鉴》等著作,以及民国时期,歙县王一仁编撰的《内经读本》《难经读本》《伤寒读本》《金匮读本》《中医系统学》《神农本草经新注》《分类方剂》等一系列中医教材,均删繁就简,便于入门。这一系列新安医籍的广泛流传,惠溉后学,博济杏林,有力地推动了中医药事业的普及与发展,这也是新安医学对祖国医学的一大贡献。

第八章　歙县中医药学术团体

一、歙县名医参加一体堂宅仁医会

明代祁门太医徐春甫于隆庆二年（1568）在北京组建了我国第一个医学团体——一体堂宅仁医会。该医会的宗旨为诚意、明理、格致、审证、规鉴、恒德、力学、讲学、辨脉、处方、存心、体仁等 22 项。共有会员 46 人，其中徽州医家 21 人，内有许国忠、巴应奎、方一诚、黄凤至、程道南、黄自全 6 位歙县名医。

二、以余伯陶为首组建神州医药总会

民国元年（1912）底，因北洋政府教育部颁布的《中华民国教育新法令》中，将高等教育分为文、理、法、商、工、农、医七科，医学、药学两学科各开数十门课程，而中医、中药不在其中。歙县籍寓沪名医余伯陶邀请包识生、颜伯卿、葛吉卿等一起在上海组建神州医药总会，余伯陶被推举为会长，在四川、福建、江西、广西、云南等省设有 10 余个分会，拥有会员数千人。该总会组织"医药救亡请愿团"进京请愿，以示反对。1913 年起神州医药总会主编发行《神州医药学报》。

三、歙县中医参加"请愿团"抗议"废止中医案"

1929 年 2 月，南京国民政府卫生部提出"废止中医案"。神州医药总会联合上海多个中医团体统一行动，发表团结抗争的联合宣言。同时，上海成立全国医药总会，同年 3 月 17 日召开由 17 个省、市医药团体参加的代表大会。歙县中医界同仁黄育庭、胡天宗、江友梅、黄竹泉、毕霞仙、洪寿民、汪善瑞等商议，决定委派毕霞仙前往上海参加会议和请愿。歙县籍在浙江湖州行医的王弋真，受吴兴中医界的委派，与当地名医许佩斋等代表，3 次赴上海、南京参加会议和请愿。

四、全国医药总会歙县分会成立

民国十九年（1930）3 月 2 日，正式成立了歙县历史上第一个中医药团体——全国医药总会歙县分会。共有会员 60 余人（其中包括中药人员），选出执行委员共 15

人,主席为黄育庭,副主席为胡天宗、江友梅,其他执行委员有毕霞仙、黄竹泉、洪寿民、汪善瑞等12人,监委5人。分会的宗旨:增强歙县中医药界的团结,维护中医药界的利益,对外代表歙县中医药界与各地医药团体联系、交流。分会附设"义诊所",由黄竹泉兼任所长,并编辑发行《歙县医药杂志》。

民国二十年(1931)9月,歙县医药分会改组成立歙县中医公会,与中药行业分开,中药业另行组建中药同业公会。中医公会会员29人,选出主席黄育庭,常务委员会执行委员胡天宗、江友梅、黄竹泉等。1932年入会会员达176人,1936年则发展到261人。"义诊所"继由中医公会主办,并继续编辑《歙县医药杂志》4期。

民国三十年(1941),歙县中医公会改选,许芸生任主席,并对全县中医人员进行审查登记工作。为利于此项工作的推行,遵照歙县人民政府民字第425号令,中医公会主席许芸生主持召开执监委联席会议,于民国三十年(1941)9月20日上报县政府,推选各科知名中医21人,经县政府审查批准,由许芸生、汪寄岩、方乾九、洪韵澜、王巨青、程雁宾、毕霞轩,以及外科曹崇竹,妇科黄竹泉、黄宜钦,儿科江懋功,喉科郑渭占,伤科程杰良,眼科鲍横伯等14人组成"中医审查委员会",负责办理全县中医人员审查登记工作。

五、歙县医师联合会成立

1951年7月,成立歙县医师联合会,团结中、西医,王任之当选为副主席,黄从周为常务委员兼文书。

六、歙县卫生工作者协会成立

1954年5月,歙县医师联合会改组为歙县卫生工作者协会,仍中、西医师均入会。中医王任之任副主任。

1957年2月,王任之荣任安徽省卫生厅副厅长,歙县卫生工作者协会改选,中医黄从周任副主任。

七、歙县中医中药学会成立

1984年，歙县卫生工作者协会改组，中医与西医分开组建学会，中医单独成立歙县中医中药学会，选举鲍济民为首任会长。

1985年，歙县中医医院正式开诊，歙县中医中药学会即挂靠在歙县中医医院。同年，学会与县中医医院联合创办《歙县中医》杂志，由王乐匋教授题写《歙县中医》刊名。时任安徽省卫生厅副厅长王任之为创刊号题词"蒐辑整理乡井文献，充实发扬祖国医学遗产"，时任安徽省教育厅副厅长王世杰为创刊号题诗"新安古郡春如海，白岳黄山灵修钟。金鉴石函传久远，橡树梅涧亦堪宗。杏轩作述钟龄悟，天士盛名吴叶同。老眼顿青人物涌，今朝再起正通翁"。

至2023年，歙县中医中药学会已换五届，曾多次被评为歙县科学技术协会先进学会。

八、歙县中医在安徽省中医药学会任职

歙县王任之曾任安徽省中医药学会会长，方建光、王樾亭、杨以阶、王乐匋、李济仁、巴坤杰、胡翘武、曹恩泽、程雁宾、程亦成、王宏毅、黄孝周等一批歙县名医曾分别任安徽省中医药学会历届常务理事。其后，歙县中医都有在安徽中医药学会任职。

九、歙县中医在安徽省新安医学研究会任职

1986年10月成立的安徽省新安医学研究会理事会中，歙县籍成员占有较大比例：名誉会长3人中，有王任之、王世杰2位；13位顾问中，有胡翘武、殷扶伤、鲍济民3位；会长是歙县名医王乐匋；副会长10位中，有李济仁、程亦成、王宏毅、洪芳度4位；办公室2位副主任谢志诚、项长生均为歙县人；32名理事中，有巴坤杰、方云霞、黄孝周、郑景岐、郑铎、洪必良、许维心、汪济南、高道煌等9名。

第九章　现代歙县中医药大事记

一、选调歙县中医至安徽省内各级机构工作

　　1954 年 11 月 23 日,《中共中央批转中央文委党组关于改进中医工作问题的报告》中就提出"吸收中医参加各大医院工作"。1956 年 7 月 13 日,《健康报》发表社论《大量吸收中医参加医院工作》,强调"吸收中医参加医院工作,积极开展中医业务,随时总结中医的经验,是医院工作的一个重要任务"。

　　自此,歙县一大批中医被选调至安徽省内各级机构工作,且人数居徽州地区各县之首。1956 年 7 月 5 日,王任之先生担任安徽省卫生厅副厅长兼安徽省中医研究所所长。1956 年 10 月,方建光调任安徽省立医院中医科主任,王樾亭任安徽省血吸虫病医院中医组组长、中医科主任,程雁宾、程亦成父子调至徽州地区医院中医科,杨以阶、黄从周与殷扶伤调至歙县人民医院中医科,江静平、鲍济民调至歙县血防站,王乐匋调至绩溪县医院,巴坤杰调至宁国县医院等。

二、聘请歙县名老中医为徽州地区医院名誉中医师

　　1962 年 4 月,徽州行署卫生局召开全区中医代表座谈会,行署专员赵剑锋参加会议并作指示:聘请歙县名老中医黄从周、方咏涛、郑渭占、鲍渭川为徽州地区医院名誉中医师。

三、选拔吸收歙县中医到全民所有制单位工作

　　为贯彻落实中央〔1978〕56 号文件精神,参照卫生部卫政字〔1978〕1583 号、国家劳动局劳计字〔1978〕115 号文件精神,为解决中医队伍后继乏人问题,1979 年安徽省决定从集体所有制医疗单位和散在城乡的中医药人员中选拔 500 名吸收到全民所有制单位工作,分配给徽州地区名额 50 名。全省 7 000 余人应考,徽州地区各县共598 人参加考试。因徽州地区考生各科成绩居全省各地市之首,经安徽省卫生厅决定在徽州地区录用 55 人。歙县录用人员共 23 人,包括王竹楼、吴席尘、程光显 3 位名老中医,以及参加考试被录取的黄孝周、洪必良、张宁生、吴曼衡、王昔武、胡成铭、江杰超、曹恩溥、洪瑞明、曹向荣、汪剑嘉、张凯奇、王寿福、王昔友、许厚仁、张兴国、张淦等 20 人。其中黄孝周、洪必良、张宁生、吴曼衡调往安徽中医学院任教师。此

外,还有歙县籍在外地被录取的 6 人,其中合肥的吴芋被录取在合肥市第一人民医院,宣城地区的胡翘武、胡国俊、曹恩泽选调安徽中医学院任教,胡国堂、胡国英被选拔在当地工作。当时安徽省共有 104 个县级单位(其中 50 个县、9 个县级市、45 个市辖区),每个县占 0.96%,每个县平均录取 4.8 人。共录取歙县籍中医 29 人,占全省录取总人数的 5.8%,足以证明歙县培养中医人才成绩斐然。

四、成立新安医学研究小组

1978 年 8 月,歙县卫生局专门成立"歙县新安医学研究小组",做到"五有",即有领导、有科研人员、有办公场所、有家具文具、有经费。时任歙县卫生局局长俞本忠亲自领导,时任医政股股长洪芳度任组长,黄孝周、项长生、方云霞、洪必良等为组员,广泛搜集散在民间的新安医学文献,整理部分新安医籍医案,翻印《程敬通医案》(实为《程正通医案》)《医法心传》《心法歌诀》等,编撰《新安医学著作书目》《单验方选编》印行,收录医著 218 部,初步整理 44 部,列出名医 275 人,以此为开端,率先正式在安徽省乃至全国拉开了"新安医学"这一崭新领域研究的帷幕。

五、编著与刊行新安医学史专著——《新安医学史略》

新安医学研究小组成立后,1987 年 11 月歙县中医医院与歙县科学技术委员会向安徽省科学技术委员会申请"新安医学对祖国医学的贡献"科学研究课题并成功立项,由洪芳度、黄孝周、鲍济民、许维心、杨瓒组成课题组。1988 年 10 月完成课题研究,成果以洪芳度编著的《新安医学史略》为主,以《新安医学研究论文选》《已载入各中医杂志新安医学论文目录选》为辅。1988 年 12 月由安徽省科委邀请中国中医研究院耿鉴庭、赵朴珊,上海中医学院朱南孙,安徽中医学院王乐匋、胡翘武,蚌埠医学院吴锦洪,时任安徽省中医药管理局局长邓大学等专家、教授组成鉴定委员会,通过鉴定,认为"该课题选题准确、及时,在医药卫生界软科学研究方面,具有十分重要的理论意义和实践意义","系统全面地反映了新安医学发展的历史面貌,进一步明确了新安医学对中医事业的功绩,肯定了新安医学在祖国医学中占有重要的地位,为中国医学史提供了丰富可靠的资料,在研究地方医学史方面居国内领先水平,是研究新安医学一项重大的阶段性的研究成果"。

1990 年,黄山市卫生局组成"新安医学参展团"赴京参加首届中国中医药文化博览会。为了展现黄山市新安医学研究成果,同年 6 月决定请洪芳度再次修订《新安医学史略》。此次工作由洪芳度、黄孝周负责,歙县卫生局与歙县中医医院联合出书,但由于时间紧促来不及正式出版,向有关部门申请内部出版发行,及时将此书在"中国中医药文化博览会"上展出,并赠送给有关专家学者,获得一致好评。

六、歙县名医代表"南新安"出席全国会议

1986 年 10 月 29 日至 11 月 2 日,国家卫生部、国家中医药管理局在湖北省沙市召开了"全国县级中医院工作会议",时任卫生部副部长兼中医药管理局局长胡熙明,时任国家中医药管理局副局长田景福出席大会并作指示。在时任安徽省卫生厅副厅长高尔鑫、时任安徽省中医药管理局局长邓大学的率领下,歙县中医医院黄孝周代表"南新安"参加会议,并在会上作了《突出中医特色,弘扬新安医学》的发言,受到好评。

七、黄孝周向中央首长汇报新安医学

1990 年 9 月 12 日至 18 日,黄山市卫生局组建"新安医学参展团"赴京参加"首届中国中医药文化博览会"。由副团长黄孝周(时任歙县中医医院院长)代表黄山市参展团接待领导并汇报新安医学及其研究发展概况。时任中共中央政治局委员、国务委员李铁映,时任全国政协副主席洪学智,时任中共中央顾问委员会常务委员杨得志等中央首长参观了新安医学展览,认真听取了介绍和汇报。李铁映指示:"新安医学源远流长,内容丰富,你们要继续做好研究工作,各级领导要重视和支持这项工作。"许多领导、海内外中医药专家学者、新闻界朋友等各界来宾热情而认真地参观了展览,给予了好评,新安医学参展团获得博览会"神农杯"铜奖。

八、歙县名医参与编著《新安医籍丛刊》

1990—1995 年,王乐匋、李济仁、项长生 3 位歙县医家和余瀛鳌、吴锦洪、张玉才

共同组成编辑委员会,编辑的大型丛书《新安医籍丛刊》陆续点校出版,丛书共 15 册,含 54 种医书,分为医经类、伤寒金匮类、诊法类、本草类、方书类、综合类、外科类、妇儿类、针灸类、医案医话类、医史类、杂著类等十余类,约 1 100 万字。该丛书选本以"早、善、全"为原则,以明清为主。这是首次对历代新安医学著作进行大规模整理出版。该丛书获得 1996 年第 9 届华东地区科技出版社优秀科技图书一等奖。

九、《新安医籍考》出版

由安徽中医学院筹划,歙县籍名医王乐匋主编的《新安医籍考》是一部全面完整搜集、考查、研究新安医籍的著作,收录清末以前新安医家所著的医籍 835 部,分为"医经(附运气、基础理论)""伤寒(附温病)""诊法""本草""针灸""方论(共 5 篇)""医案""养生""丛书""考证医籍""附录"共 15 篇,介绍了书名、作者、卷次、序、考评、存佚、版本与馆藏并加按语。1999 年 1 月由安徽科学技术出版社出版。这是新安医学研究史上的又一重要成果。

十、编撰出版《杏林第一枝》

2000 年 6 月,歙县县委、县政府组织编写,由黄山书社出版了《中国历史文化名城:歙县》丛书,分为《佳境胜丹青》《无徽不成镇》《徽学与民俗》《墨砚竞风流》《画坛新安风》《徽苑谱春秋》《徽派古建筑》《徽州古牌坊》《杏林第一枝》《人杰地灵处》《物华天宝地》《无梦到徽州》12 个分册。该丛书获安徽省图书奖。其中《杏林第一枝》分册由黄孝周、黄熙编写,全书分"追踪溯源话成因""张氏祖孙开先河""余氏兄弟谱新篇""澄塘吴氏三才""槐塘程氏五杰""伤寒错简学派三大家""编校类书丛书四主将""专科名医世家""名医悬壶集锦""新安杏林撷趣"10 章,介绍了新安医学和歙县主要名医。

十一、歙县籍名医撰写并出版《新安医学流派研究》

安徽中医药大学成立"新安医学流派研究专题小组",编写《新安医学流派研究》一书。主要负责编著者为歙县医家,该书对新安医学流派产生的背景、源流、主要特色、科学内涵作了阐述，重点总结了十大新安医家、十大新安医著、新安医学十大学说等，2016 年 12 月由人民卫生出版社出版。

十二、歙县籍名医被评为"国医大师""全国名中医"

2009 年 6 月 19 日，人力资源和社会保障部、卫生部与国家中医药管理局在北京联合举办首届"国医大师"表彰暨座谈会。30 位从事中医（包括民族医药）临床工作的老专家获得了"国医大师"荣誉称号。这是中华人民共和国成立以来，中国政府部门第一次在全国范围内评选国家级中医大师。歙县籍名医 2 人获此殊荣。

李济仁（1931—2021），歙县小川乡桥亭山村人。先后任安徽中医学院教授、皖南医学院教授，为全国首批 500 名老中医、首批全国老中医药专家学术经验继承工作指导老师、首批国务院具有硕士学位授予权的硕士研究生导师、首批享受国务院政府特殊津贴专家、国家级非物质文化遗产项目"张一帖内科疗法"代表性传承人、安徽省中医药学会名誉副理事长。

程莘农（1921—2015），祖籍歙县，祖上迁居江苏淮安。中国中医研究院名誉院长，中国工程院院士，联合国教科文组织人类非物质文化遗产代表作名录"中医针灸"代表性传承人。

2022 年 3 月 21 日，《国家卫生健康委 国家中医药局关于表彰第二届全国名中医的决定》印发，授予 101 人全国名中医称号。歙县籍名医 2 人获此殊荣。

曹恩泽（1941—），歙县蜀口曹氏外科第 5 代传人。主任医师，教授，硕士研究生导师。安徽中医药大学第一附属医院肾病学科和临床科室创建人，安徽省首届"国医名师"，第三、第五批全国老中医药专家学术经验继承工作指导老师，安徽省中医药学会肾病专业委员会主任委员。享受安徽省政府特殊津贴。

胡国俊（1946—），安徽歙县人，安徽中医药大学第一附属医院中医内科主任医师，新安中医世家传人，尽得其父胡翘武先生（安徽省著名老中医，首批全国老中医药专家学术经验继承工作指导老师）之医学真传，为首批全国老中医药专家学术经验继承人，第四、第五批全国老中医药专家学术经验继承工作指导老师，全国、安徽省名老中医药专家传承工作室指导老师，第一、第二届安徽中医学院新安医学教改试验班导师，南京中医药大学师承博士研究生导师，安徽省中医药学会中医肺病专业委员会名誉主任委员。

十三、国医大师关注家乡中医药事业发展

李济仁(1931—2021)，2009 年被评为首届国医大师。曾亲临歙县中医医院考察指导。

程莘农(1921—2015)，2009 年被评为首届国医大师。曾亲临歙县中医医院考察指导。

朱南孙(1920—2023)，海派妇科名医，世代业医。江苏南通人，是歙县唐模清末进士、民国《歙县志》总纂许承尧之孙媳。上海中医药大学岳阳医院博士生研究生导师，第三届国医大师。曾亲临歙县中医医院考察指导。

十四、歙县籍医家和中医学者编撰
《安徽非物质文化遗产丛书　传统医药卷》之《新安医学》

《安徽非物质文化遗产丛书　传统医药卷》之《新安医学》分册为 2022 年度中央财政安徽中医药"北华佗、南新安"传承创新项目，由歙县籍医家李济仁担任丛书主编，黄辉担任丛书副主编，并编著《新安医学》分册。《新安医学》一书介绍了新安医学的发展脉络、历史地位、辉煌成就、现代变革和创新发展，内容翔实，资料新颖，文笔精彩，这是以"非遗"为主体的全面阐述新安医学发展的一部力著。

十五、歙县名医代表在首届新安医学发展大会上发言

2021 年 4 月 21—23 日，由中共黄山市委、黄山市人民政府、安徽省卫生健康委员会、安徽省中医药管理局、安徽省药品监督管理局、安徽中医药大学主办，首届中国(黄山)新安医学发展大会在黄山市屯溪区隆重召开。国家卫生和计划生育委员会原副主任兼国家中医药管理局原党组书记、原局长，中华中医药学会原会长王国强，安徽省政协副主席刘莉出席大会并讲话。时任黄山市委副书记、市长孙勇代表黄山市委、市政府向出席大会的领导嘉宾表示热烈欢迎，并对黄山市新安医学工作作了重要讲话。来自各地的新安医学名家代表、新安医学非遗传承人和工作者代表、相关高校院所、医疗机构和企业界代表等 350 余人齐聚一堂，交流研讨，对接合作，共同为推动新安医学传承创新发展，服务健康中国建设贡献智慧和力量。安徽

中医药大学和黄山市众多歙县籍中医出席了大会。在会上,新安医学世家代表歙县名医黄孝周、基层医疗机构代表霞坑镇卫生院院长吴绍荣分别作了发言。大学还举办了新安医学高峰论坛暨首届国医大师李济仁学术经验研讨会,孙勇为张一帖内科第 14 代传承人张舜华颁布发了"新安医学终身成就奖",新安医学研究者黄辉作了《新安医学的历史地位和学术贡献》的专题报告。

十六、歙县籍名医被授予"新安医家"称号

第二届中国(黄山)新安医学发展大会于 2023 年 4 月 21—23 日在黄山市屯溪区隆重召开。大会评选出徐经世、韩明向、王士荣、方炜煌和歙县籍名医张舜华、曹恩泽、胡国俊、黄孝周、郑铎、高道煌共 10 位"新安医家",安徽省、黄山市领导为其颁发牌匾。

十七、歙县名医参加新安医学传承创新发展座谈会

2023 年 7 月 8 日,安徽省人民政府在安徽中医药大学召开"新安医学传承创新发展"座谈会。这是一次重要的高规格的关于新安医学的会议,安徽省副省长任清华亲自主持会议并作重要指示。安徽省人民政府副秘书长左俊,安徽省卫生健康委员会主任刘同柱、副主任马勇,安徽中医药大学原党委书记王琦、原校长彭代银出席会议。国医大师徐经世作了重要发言。新安医学世家代表 13 人参加会议,其中歙县籍的有安徽省中医院郑日新、程晓昱,以及歙县本地的黄孝周、方洪生、胡吉、张涵雨、郑辛夷、程建平等分别在会上或书面发言。黄山市副市长王恒来,黄山市卫生健康委员会主任方克家、原副主任段贤春,歙县副县长尹刚,以及安徽中医药大学、安徽省中医院从事新安医学研究的专家,安徽大学从事徽文化新安医学文化研究的专家,安徽省新安医学研究组成员等参加了会议。

十八、歙县中医管理机构的成立与发展

2011 年初,歙县卫生健康委员会正式增设中医股,以加强对中医药工作的领导。

十九、歙县人民医院中医科的成立与发展

1. 歙县人民医院中医科的成立

1940 年成立歙县中医公会附设的中医诊所，1942 年更名为歙县卫生院。1946 年联合国救济总署安徽救济分署与国民政府卫生总署第二、第四防疫大队联合在歙县县城紫阳书院创办徽州医院。1949 年 4 月后，由歙县人民政府接管徽州医院，同年 6 月徽州医院恢复门诊，同年 11 月更名为歙县人民医院。

1956 年 10 月，歙县人民医院开设中医科，创始人是黄从周、杨以阶、殷扶伤，此后，医院名医荟萃，汇聚黄氏妇科、杨氏儿科、西园喉科、殷氏内科、洪济汪氏内科及歙北王氏内科等，约占全县十分之一名医世家的传人曾在歙县人民医院中医科发挥作用。1961 年中医科有 11 位医生，分别是黄从周、黄孝周、殷扶伤、金霁时、郑渭占、郑铎、郑绿云、许维心、汪南辉、汪济南、罗履仁，约占全院医生总数的近三分之一，在分科上，囊括了内、外、妇、儿、喉、针推等，中医技术力量较为雄厚。

2. 歙县人民医院中医科的发展

歙县人民医院中医科，大约经历了两个阶段：1940—1956 年，由中及西；1956—2022 年，西中有中。自 2022 年 8 月中医科病房开设起，正式步入"中西融合"阶段。目前医院中医科在职医师 5 人，其中硕士研究生 1 人、副主任医师 1 人，开放床位 20 张，设中医内科、中医妇科、中医肛肠二级学科，目前已开展针灸、拔罐、刮痧、艾灸、穴位贴敷、远红外线照射、中药坐浴等适宜技术。引进现代诊疗设备——中医四诊仪、中频胃肠治疗仪、疼痛治疗仪等。

2022 年 8 月，返聘新安歙县黄氏妇科传承人黄孝周先生定期坐诊。2022 年 12 月 3 日，新安中医非遗馆建成。2023 年 2 月 7 日，黄孝周、胡吉等新安医学非遗传承人汇聚一堂，共同研讨综合性医院中医药发展之路，并成立了促进中医药发展专门委员会。2023 年 6 月，歙县人民医院三级医院创建评审通过，中医科发展面临更大的机遇与挑战。

二十、歙县中医医院的成立与发展

1. 歙县中医医院的成立

歙县卫生局原医政股股长洪芳度同志继创办歙县新安医学研究小组后，1981 年

积极向县卫生局领导倡议建立歙县中医医院。在歙县县委、县政府支持下，当年 10 月 17 日歙县人民政府〔1981〕394 号文件批准建立歙县中医医院，其为集体所有制单位。

1982 年 8 月 3 日，歙县卫生局成立由时任局长杨月山、时任医政股股长洪芳度、时任计财股股长竺子佩 3 位同志组成的歙县中医医院筹备领导组，开始筹建工作。

1984 年 5 月 8 日，张恺帆同志（1979 年任安徽省委书记，1980 年任安徽省政协主席）为"歙县中医医院"题名。1984 年 12 月 7 日，歙县人民政府〔1984〕30 号文件任命鲍济民为歙县中医医院院长，同年 12 月 26 日，面积为 1 871 平方米的门诊楼、食堂楼竣工验收。1985 年元旦，歙县中医医院正式开诊，正式职工 25 人。

2. 歙县中医医院的发展

1986 年经安徽省计划委员会发文批准，歙县人民政府歙政〔1986〕287 号文件确定歙县中医医院为全民所有制单位；同年被授予"徽州地区文明中医院"称号，1986—1988 年连续 3 年被授予"安徽省文明中医院"。1989 年 5 月，时任歙县中医医院院长黄孝周当选安徽省县级中医院院长联席会副总干事长。1991 年 12 月，病房大楼竣工使用。1993 年歙县编委同意增加编制 20 人，总编制达 85 人。1994 年 6 月，安徽省中医药管理局授予首批"合格中医院"称号。1999 年 8 月，被国家中医药管理局批准为"二级甲等中医院"。2013 年 7 月 26 日，安徽省卫生厅专家组来歙县中医医院开展二级中医院等级评审工作，歙县中医医院以高分通过二级甲等中医院评审；同年 8 月 30 日，歙编办〔2013〕57 号核定编制为 155 名。2014 年 4 月 18 日，安徽省中医药管理局卫中医药秘〔2014〕227 号授予吴裕存"安徽省基层名中医"称号；2014 年 12 月 25 日，歙县中医医院向工商管理局申报大北街 100 号"王氏故宅"设置新安医学陈列室；2015 年 8 月 3 日，大北街 100 号"王氏故宅"挂牌"安徽中医药大学新安王氏医学流派传承工作室歙县中医医院站"；2015 年 9 月 6 日，歙县中医医院申报在大北街 100 号"王氏故宅"开设"新安国医馆"；2016 年 11 月 15 日，成立县域内医共体领导组；2017 年 2 月 7 日，医共体制定并印发《歙县中医医院县域医疗服务共同体章程（试行）》；2019 年 11 月 23 日，歙县深化医药卫生体制改革领导小组下文：歙医改组〔2019〕4 号《关于印发歙县紧密型县域医共体建设县人民医院和中医医院融合发展方案》；2020 年 5 月 6 日，新安名医馆开诊，坐诊的副主任医师有洪必良、吴裕存、汪寿鹏、许亚娜；2020 年 8 月 7 日，基层名中医吴裕存工作室获批；2021 年 8 月，歙县中医医院荣获"新安殷氏内科流派传承工作室"建设项目单位；2022 年 11 月 8 日，歙县中医医院康复科被安徽省卫生健康委员会批准为第二批省级中医特色专科建设单位;2023 年 3 月 17 日,安徽中医药大学第一附属医院与歙县中医医院医联体启动暨歙县中医医联体成立大会在歙县中医医院举办;2023 年 11 月 2 日,"曹恩泽全国名中医歙县中医医院工作站"揭牌。

二十一、乡镇卫生院中医发展

歙县辖乡镇(中心)卫生院共 28 个、村卫生室 145 所、社区卫生服务站 6 所。

1. 中医馆建设

2015—2022 年多方筹措资金 340 余万元,在 28 所乡镇(中心)卫生院开展中医馆建设,实现中医馆全覆盖。

2015 年,杞梓里中心卫生院、王村中心卫生院、霞坑镇卫生院、北岸镇卫生院、三阳镇卫生院、徽城社区卫生服务中心的中医馆进行标准化建设。其中杞梓里中心卫生院、徽城社区卫生服务中心、王村中心卫生院、霞坑镇卫生院建有中药房。

2017 年,溪头红十字卫生院、深渡中心卫生院、富堨镇卫生院建设中医药氛围浓厚的中医馆。

2018 年,岔口中心卫生院、桂林镇卫生院、郑村镇卫生院、许村镇卫生院、武阳乡卫生院的中医诊疗区进行提升。

2019 年,璜田中心卫生院、新溪口卫生院、绍濂乡卫生院的中医馆进行维修改造,提升就诊环境并满足群众的中医诊疗需求。

2020 年,街口镇卫生院、石门乡卫生院对中医馆进行改造。

2021 年,森村乡卫生院、坑口乡卫生院、雄村镇卫生院、金川乡卫生院、昌溪乡卫生院、上丰乡卫生院、狮石乡卫生院的中医药临床科室独立设置,建设具有浓郁的中医药文化氛围的中医馆。其中狮石乡卫生院建有中药房。

2022 年,小川乡卫生院和长陔乡卫生院中医馆进行改造。其中小川乡卫生院建有中药房。

2. 中医药适宜技术普及

歙县 28 个乡镇卫生院均能开展 6 类 10 项中医药适宜技术,其中霞坑镇、三阳镇、徽城等卫生院可开展 20 余项中医药适宜技术项目,徽城、霞坑镇、三阳镇、王村等卫生院中医馆骨伤科、脾胃科、中医内科、中医皮肤科等一批中医特色专科服务得到群众广泛好评。在村卫生室全面推广中医药适宜技术,145 家村卫生室均能开展中医药适宜技术。

3. 智慧中药房建设

2021 年 9 月,依托歙县中医医院建成覆盖 28 个乡镇的互联网＋智慧中药房,实现全县中药饮片同质化、一体化管理,实现 24 小时中药饮片代煎、配送服务全覆盖,打通服务"最后一公里",并在新冠疫情防控期间发挥重要作用,2022 年配送中药饮片 1 万余帖。

二十二、创建全国基层中医药工作示范县

2023 年 2 月 24 日,歙县召开创建全国基层中医药工作示范县动员会。歙县县长王奇勇、歙县人大常委会副主任方新辉、歙县副县长尹刚参加会议。会上还举行了歙县中医医院和安徽中医药大学第一附属医院、郑氏喉科的合作签约仪式。

2023 年 12 月 14 日,歙县创建全国基层中医药工作示范县评审汇报会召开。歙县县长王奇勇到会讲话,安徽省评审专家组及黄山市卫生健康委员会相关领导出席会议,歙县副县长尹刚汇报歙县创建工作开展情况。

1. 加强人才培养

据统计,2023 年底全县共有 170 名中医药技术人员。在歙县中医医院和霞坑镇卫生院建立基层"西学中"培训基地和中医药适宜技术推广中心,2020 年和 2023 年对全县乡镇和村卫生室医务人员进行中医药适宜技术培训,推广中医药适宜技术。全国名中医曹恩泽在歙县中医医院设置名医传承工作室,坐诊并授徒;新安医家、安徽省非遗传承人黄孝周在歙县人民医院设置黄氏妇科流派工作室并授徒。

2023 年,出台人才引育激励政策,对引进符合条件的中医药人员的单位给予补助,对退休返聘到基层医疗机构的中医药人员进行奖励,对开展师带徒的中医师实行师徒双向奖励,对安排人员参加中医药培训的机构实行奖励等。制定《歙县中医师带徒实施方案》,建立全县中医师承师资力量人才库,2023 年库中已有 24 名中医师。

2. 营造中医药氛围

在歙州健康主题公园设置新安医学宣传区域,在深渡镇定潭村建设新安医学主题文化广场,在新安路利用灯箱广告牌打造中医药宣传"一条街",在黄山同春大药房连锁有限公司建设展示企业文化、新安医学的"同春医药馆";2023 年建成 36 个村卫生室的"中医阁",做到突出新安医学风格特色,成为传播中医药知识、弘扬展示新安医学文化的重要阵地和窗口。

附 录

附录1　歙县行政区划沿革

公元前221年,秦始皇统一中国后,始置歙县,与黟县同为徽州的最初之县。

东汉建安十三年(208),分歙县为始新(今杭州市淳安县)、新定(遂安古县,今属杭州市淳安县)、黎阳(今黄山市屯溪区)、休阳(今黄山市休宁县),连同歙、黟共六县,设新都郡。

西晋太康元年(280),改新都郡为新安郡。

南朝梁大同元年(535)从歙县分出梁安县,至唐永泰二年(766)更名绩溪县。

隋开皇十一年(591)新安郡改名歙州。

隋义宁年间(617—618),新安郡治迁于歙县乌聊山(今徽城镇)。此后,歙县均为郡、州、路、府治所,是徽州政治、经济、文化的中心。

唐开元二十八年(740)从歙县分出婺源县。

北宋宣和三年(1121)改歙州为徽州。

1949年,中共徽州地委和徽州专区设在歙县,后迁至屯溪。

1949年10月,歙县璜尖乡划属休宁县。

1952年8月,屯溪市草市村划属歙县,黄口村划属屯溪市。

1956年4月,歙县上源乡、茶源乡、坦头乡、大源乡、金坑乡、溪头乡溪东、洪塘、汪村、竦口乡江村环村皆划属绩溪县。

1956年11月,休宁县白际乡结竹营村划属歙县。歙县旃田乡湖驾村划属休宁县。

1964年3月,休宁县柿树岭生产队划属歙县。

1973年3月,歙县篁墩公社草市大队划属屯溪市屯光公社。

1984年1月,歙县黄山乡(含黄山风景区)划属县级黄山市(原名太平县,今黄山区),约154平方千米。

1988年4月,歙县篁墩乡划属屯溪区,约20平方千米;岩寺镇、呈坎乡、西溪南乡、罗田乡、潜口乡、洽舍乡、杨村乡、富溪乡划属徽州区,约404平方千米。

2004年7月,歙县郑村镇上朱村划属徽州区岩寺镇,约5.3平方千米。

附录 2　歙县非物质文化遗产传统医药类项目及其传承人

项目名称	项目级别	代表性传承人
新安医学	安徽省级	黄孝周、曹恩溥、汪寿鹏、程建平、沈武松、黄忠明
张一帖内科疗法	国家级	国家级:李济仁、张舜华,安徽省级:李梃、李艳,黄山市级:张其成、李梢、张涵雨
西园喉科医术	国家级	国家级:郑铎,安徽省级:郑公望,黄山市级:郑园,歙县县级:郑翼
新安王氏内科	安徽省级	安徽省级:王键
新安歙县黄氏妇科	安徽省级	黄山市级:黄煦
新安南园喉科医术	安徽省级	安徽省级:郑日新
吴山铺伤科	安徽省级	安徽省级:程建军,歙县县级:程世童、方歆
野鸡坞外科	安徽省级	安徽省级:方洪生
新安上丰内科诊疗法	黄山市级	
歙县殷氏内科	黄山市级	黄山市级:殷和枫,歙县县级:殷砚娟、殷砚修
歙县查坑吴氏中医内科	黄山市级	黄山市级:吴建华,歙县县级:吴昶
歙北王氏内科	黄山市级	黄山市级:汪承芳,歙县县级:王九阳、王宇宁
唐里文德堂内科诊疗法	黄山市级	黄山市级:方永昌
新安吴氏连花百毒消	黄山市级	黄山市级:吴卯斌
养真堂吴氏膏药制作技艺	黄山市级	歙县县级:吴新峰

附录3 歙县历代医家医著统计表

朝代	医家(人)	医学著作		名医世家(家)	太医(人)	通医进士(人)
		医家(人)	著作(种)			
晋唐	8	4	11	—	—	—
宋代	28	8	16	4	5	4
元代	11	4	5	—	—	1
明代	189	58	129	13	15	4
清代	332	148	347	24	6	5
近现代	160	35	82	5	—	—
合计	728	257	590	46	26	14

附录 4　歙县医家索引（按医家姓名音序排列）

巴觉春	114	毕玄焕	44
巴坤杰	126	毕泽丰	84
巴堂试	93	毕子勉	111
巴堂谊	93	曹沧洲	97
巴锡麟	93	曹　昌	36
巴应奎	28	曹丞隆	96
鲍邦伦	84	曹丞延	95
鲍槎伯	100	曹诚	84
鲍方珍	88	曹承洲	96
鲍国华	107	曹崇竹	109
鲍集成	80	曹春宇	73
鲍济民	125	曹春洲	97
鲍嘉荫	66	曹凤冈	103
鲍亮宣	90	曹凤钧	103
鲍　宁	17	曹福元	97
鲍淑芳	80	曹黼候	97
鲍泰圻	81	曹　高	36
鲍同仁	15	曹国柱	79
鲍益友	116	曹恒占	64
鲍元康	16	曹嘉耆	123
鲍增祚	96	曹开第	66
鲍兆榜	107	曹克明	92
毕成一	120	曹　沔	10
毕懋康	29	曹南笙	97
毕懋襄	29	曹启梧	95
毕梦飞	112	曹融甫	97
毕体仁	80	曹惕寅	104
毕霞轩	104	曹　渭	65

曹肖岩	……	80	程鹤生	…… 78
曹叙彝	……	117	程宏宾	…… 17
曹元宇	……	112	程宏浩	…… 72
曹云洲	……	96	程宏浩	…… 89
陈 丰	……	80	程 潢	…… 19
陈 龙	……	23	程惠生	…… 27
陈 隆	……	19	程纪斋	…… 109
陈绕尧	……	23	程 浃	…… 23
陈应熊	……	23	程嘉祥	…… 42
承寿康	……	129	程嘉豫	…… 69
程 柏	……	19	程蒋氏	…… 47
程秉烈	……	79	程杰良	…… 100
程晨峰	……	37	程 玠	…… 18
程 春	……	74	程谨斋	…… 100
程从周	……	35	程 琎	…… 17
程大鉴	……	70	程景耀	…… 91
程道南	……	29	程镜宇	…… 94
程道周	……	70	程 林	…… 46
程 鼎	……	31	程六如	…… 115
程鼎调	……	82	程 仑	…… 37
程东谷	……	42	程明佑	…… 27
程 格	……	31	程明助	…… 35
程光墀	……	74	程木斋	…… 100
程光台	……	74	程讓光	…… 62
程光庭	……	74	程 锐	…… 40
程光显	……	125	程润章	…… 100
程光庠	……	74	程三才	…… 84
程光宇	……	125	程莘农	…… 124
程光樽	……	70	程时彬	…… 78
程国汉	……	84	程士华	…… 78
程国彭	……	55	程世祚	…… 78

程式仪	63	崔元亮	9
程 书	74	存 朴	91
程四昆	78	丁 翔	21
程嗣立	65	丁肇钧	95
程 邃	45	范老热	112
程天拱	41	方 超	35
程维芳	114	方成春	62
程文荃	73	方成培	61
程文囿	73	方成垣	80
程文苑	73	方 达	38
程 曦	89	方德錩	108
程心宇	42	方德甫	28
程玄宝	33	方德善	108
程学汉	70	方 鼎	17
程衍道	45	方复明	118
程雁宾	113	方观茂	114
程尧夫	27	方国梁	62
程 伊	33	方 环	36
程以笙	113	方家万	63
程义林	110	方建光	113
程亦成	127	方锦文	79
程应旄	47	方锦筠	121
程永裕	78	方 开	48
程有功	86	方六书	120
程羽峰	82	方启源	112
程云鹏	49	方乾九	103
程正美	70	方 仁	36
程正通	78	方如川	43
程芝田	86	方省庵	88
程 知	55	方士繇	14
程自玉	46	方庶咸	101

方嗣塘	…… 28	洪 桂	…… 88
方 锡	…… 37	洪徽甫	…… 15
方相福	…… 114	洪 蕙	…… 89
方孝绩	…… 28	洪 基	…… 41
方孝儒	…… 28	洪 迈	…… 11
方绪宝	…… 62	洪钦铭	…… 34
方 埙	…… 101	洪少岗	…… 34
方一成	…… 28	洪 适	…… 65
方以祝	…… 62	洪廷镇	…… 34
方义甫	…… 15	洪文衡	…… 34
方义和	…… 110	洪映中	…… 87
方 音	…… 27	洪 玥	…… 38
方咏涛	…… 115	洪韵澜	…… 104
方咏谐	…… 127	洪正立	…… 51
方有执	…… 24	洪质清	…… 120
方在之	…… 113	洪祝潭	…… 100
方增庆	…… 33	洪 遵	…… 11
方仲声	…… 43	胡春生	…… 44
方子良	…… 19	胡大淏	…… 84
方自然	…… 61	胡丹宬	…… 85
方 遵	…… 31	胡鼎中	…… 63
方琢之	…… 127	胡 玠	…… 40
丰仁贤	…… 128	胡懋观	…… 37
丰闻涛	…… 115	胡其重	…… 66
何公若	…… 34	胡翘武	…… 121
何 锦	…… 33	胡清隐	…… 33
何 青	…… 68	胡 权	…… 13
何寅初	…… 34	胡天民	…… 102
洪柏芬	…… 117	胡天宗	…… 102
洪芳度	…… 128	胡文田	…… 111
洪观义	…… 117	胡学训	…… 94

胡义颂 …………………………… 113
胡应亨 …………………………… 63
胡余生 …………………………… 110
胡玉堂 …………………………… 71
胡增彬 …………………………… 63
胡之煦 …………………………… 84
胡　镒 …………………………… 23
黄　昌 …………………………… 32
黄从周 …………………………… 119
黄达飞 …………………………… 125
黄大有 …………………………… 32
黄鼎铉 …………………………… 40
黄凤至 …………………………… 28
黄　刚 …………………………… 21
黄　纲 …………………………… 32
黄鹤龄 …………………………… 57
黄惠中 …………………………… 57
黄　俊 …………………………… 12
黄克攘 …………………………… 15
黄立辉 …………………………… 57
黄良甫 …………………………… 57
黄履暹 …………………………… 50
黄念一 …………………………… 12
黄启义 …………………………… 31
黄　俅 …………………………… 30
黄山采药翁 ……………………… 89
黄善广 …………………………… 12
黄士安 …………………………… 15
黄　塾 …………………………… 16
黄　嵩 …………………………… 32
黄天德 …………………………… 57

黄文敬 …………………………… 31
黄席有 …………………………… 69
黄　璽 …………………………… 32
黄孝通 …………………………… 12
黄孝友 …………………………… 10
黄序庭 …………………………… 57
黄彦清 …………………………… 32
黄彦荣 …………………………… 32
黄应祥 …………………………… 57
黄永忠 …………………………… 16
黄酉孙 …………………………… 12
黄予石 …………………………… 57
黄雨龙 …………………………… 123
黄育庭 …………………………… 109
黄　源 …………………………… 32
黄贞寿 …………………………… 12
黄竹泉 …………………………… 105
黄自全 …………………………… 28
黄宗曾 …………………………… 41
慧　明 …………………………… 9
江本良 …………………………… 89
江　超 …………………………… 45
江登云 …………………………… 65
江笃生 …………………………… 116
江　诰 …………………………… 23
江贯诚 …………………………… 69
江　瑾 …………………………… 22
江鹤诚 …………………………… 72
江鸿溶 …………………………… 67
江嘉理 …………………………… 68
江　进 …………………………… 83

江静平 …………………… 114
江九皋 …………………… 72
江兰 ……………………… 83
江立彬 …………………… 128
江懋功 …………………… 106
江普照 …………………… 106
江启镛 …………………… 83
江少薇 …………………… 93
江嗣埙 …………………… 88
江天耀 …………………… 30
江慰农 …………………… 110
江文珂 …………………… 91
江骧 ……………………… 57
江应乾 …………………… 23
江应全 …………………… 34
江应宿 …………………… 22
江应元 …………………… 22
江友梅 …………………… 106
江有诰 …………………… 89
江玉麟 …………………… 71
江昱 ……………………… 79
江源 ……………………… 73
江月娥 …………………… 65
江允暐 …………………… 92
江之兰 …………………… 62
江之源 …………………… 84
江子振 …………………… 29
蒋瀚 ……………………… 48
蒋居祉 …………………… 48
金安伯 …………………… 101
金霁时 …………………… 117

金雨时 …………………… 109
李窦侯 …………………… 72
李济仁 …………………… 129
李继隆 …………………… 82
李颂南 …………………… 99
李维界 …………………… 82
连氏 ……………………… 94
凌子云 …………………… 118
刘儒 ……………………… 36
刘锡 ……………………… 18
陆安国 …………………… 13
陆惨 ……………………… 9
陆厚载 …………………… 26
陆梦发 …………………… 13
陆乔梓 …………………… 25
陆省吾 …………………… 25
陆师夒 …………………… 13
陆文龙 …………………… 13
陆晓山 …………………… 25
陆彦功 …………………… 26
陆仲安 …………………… 105
罗浩 ……………………… 82
罗良甫 …………………… 90
罗履仁 …………………… 121
罗美 ……………………… 49
罗敏修 …………………… 117
罗慕庵 …………………… 27
罗世震 …………………… 76
罗文佑 …………………… 8
罗卓庵 …………………… 103
罗子厚 …………………… 103

吕荼村	72	汪　椿	18
吕铉宝	40	汪大年	49
吕应亭	32	汪大顺	76
梅江村	94	汪道昆	24
闵道扬	41	汪鼎彝	74
闵世璋	58	汪根花	125
闵泰祥	37	汪光晃	38
倪　榜	74	汪光爵	61
聂绍元	72	汪　沆	54
聂师道	9	汪　宏	90
潘恒椿	96	汪　辉	23
潘恒林	99	汪济川	21
潘为缙	48	汪济南	129
潘　相	36	汪寄岩	108
潘政蔚	99	汪介士	126
潘仲斗	31	汪敬然	65
潘仲古	109	汪昆玠	67
仇心谷	71	汪　理	21
饶　堭	88	汪良彬	24
阮　弼	36	汪　烈	66
佘世斌	43	汪鹿石	77
佘玄琳	43	汪明之	71
舒眉轩	123	汪南辉	128
舒　雅	10	汪藕生	66
宋鞠暄	120	汪培荪	66
孙光业	64	汪启圣	48
孙景思	37	汪启淑	61
孙在松	41	汪启贤	48
坦　然	45	汪容伯	102
唐　仕	19	汪汝懋	16
汪伯蓉	66	汪润身	108

汪若源	34	王卜运	76
汪善瑞	110	王彩芝	107
汪社育	18	王从之	100
汪声大	92	王殿人	106
汪士顺	23	王栋卿	111
汪世渡	76	王棐	14
汪士震	76	王光大	70
汪泰昌	77	王光仪	70
汪廷佑	58	王籍登	69
汪廷元	67	王季翔	107
汪伟公	91	王锦堂	126
汪文志	82	王巨青	104
汪序周	67	王君萃	95
汪延埏	52	王乐匋	124
汪彦超	71	王轮操	99
汪燕亭	77	王轮杰	99
汪应庚	54	王轮权	98
汪应龙	60	王轮梓	98
汪有容	75	王谟	86
汪黝	41	王任之	122
汪宥	37	王绍隆	40
汪元珣	76	王守诚	39
汪源	17	王寿福	130
汪允俶	51	王午乾	127
汪韫石	44	王心如	86
汪志义	130	王学健	86
汪致和	66	王勋	85
汪宗锦	77	王一仁	111
汪宗进	21	王弋真	107
汪宗沂	95	王禹功	69
王不庵	88	王钰	51

王樾亭	…… 116		吴　桥	…… 22
王云彪	…… 126		吴晴川	…… 39
王云舫	…… 126		吴人驹	…… 52
王褆基	…… 123		吴任弘	…… 46
王治雯	…… 70		吴日慎	…… 50
王仲奇	…… 104		吴日熙	…… 53
王竹楼	…… 123		吴日蒸	…… 53
吴阿国	…… 106		吴如礽	…… 54
吴承荣	…… 94		吴汝纪	…… 71
吴　澄	…… 56		吴尚相	…… 62
吴冲孺	…… 46		吴时起	…… 24
吴　楚	…… 53		吴士炎	…… 47
吴道川	…… 38		吴世美	…… 47
吴福仕	…… 39		吴　泰	…… 39
吴赓载	…… 33		吴泰寰	…… 33
吴　琯	…… 35		吴文仲	…… 22
吴贯宗	…… 53		吴希尹	…… 30
吴广杓	…… 75		吴席尘	…… 118
吴和仲	…… 22		吴星堂	…… 91
吴宏格	…… 56		吴行简	…… 27
吴　纪	…… 41		吴行素	…… 26
吴继川	…… 39		吴行兆	…… 27
吴锦渡	…… 76		吴　熊	…… 61
吴静川	…… 39		吴　烜	…… 56
吴　昆	…… 29		吴学泰	…… 67
吴力田	…… 46		吴　洋	…… 21
吴　迈	…… 53		吴以凝	…… 16
吴勉学	…… 31		吴以顺	…… 26
吴南芎	…… 88		吴亦鼎	…… 75
吴起甫	…… 47		吴永成	…… 73
吴　谦	…… 55		吴玉楮	…… 53

吴元溟	……………………	38
吴章侯	……………………	85
吴震生	……………………	54
吴正伦	……………………	26
吴志中	……………………	64
吴仲仁	……………………	112
项视庵	……………………	46
项天瑞	……………………	82
项　祥	……………………	19
项一溶	……………………	76
项有诚	……………………	30
谢锵金	……………………	121
谢养弦	……………………	110
徐　鎏	……………………	44
徐荣禄	……………………	42
徐少庵	……………………	64
徐守益	……………………	44
徐紫桐	……………………	42
许弁灵	……………………	120
许承尧	……………………	102
许　国	……………………	25
许国忠	……………………	28
许维贤	……………………	86
许　俊	……………………	74
许民远	……………………	21
许　宁	……………………	17
许　凝	……………………	89
许　朴	……………………	74
许尚志	……………………	19
许绍曾	……………………	64
许　氏	……………………	60

许寿仁	……………………	115
许叔微	……………………	14
许思文	……………………	85
许维心	……………………	128
许翊萱	……………………	108
许豫和	……………………	69
许芸生	……………………	116
许韵清	……………………	98
许　忠	……………………	18
许子云	……………………	116
许佐廷	……………………	85
羊　欣	……………………	8
杨本良	……………………	81
杨伯渔	……………………	119
杨德徽	……………………	81
杨恭甫	……………………	98
杨　桂	……………………	81
杨焕璋	……………………	82
杨　机	……………………	81
杨　慎	……………………	41
杨士晖	……………………	81
杨守伦	……………………	30
杨遂梁	……………………	30
杨玄操	……………………	8
杨养斋	……………………	98
杨以阶	……………………	119
杨应像	……………………	81
杨有学	……………………	30
杨于廷	……………………	30
杨宗杰	……………………	98
养晦斋主人	……………………	90

姚贯固	……………………	110	殷长裕	……………………	92
叶本青	……………………	75	余伯陶	……………………	100
叶朝采	……………………	49	余傅山	……………………	20
叶诚美	……………………	91	余朗亭	……………………	75
叶大鑛	……………………	75	余林发	……………………	52
叶封山	……………………	43	余时庠	……………………	21
叶阜民	……………………	117	余时雨	……………………	21
叶光煦	……………………	75	余士冕	……………………	52
叶继雯	……………………	68	余卫苍	……………………	52
叶隆山	……………………	43	余午亭	……………………	20
叶履安	……………………	98	俞 啸	……………………	73
叶孟辄	……………………	87	余幼白	……………………	52
叶名琛	……………………	79	余昭令	……………………	52
叶天士	……………………	49	余之隽	……………………	52
叶廷芳	……………………	67	詹方桂	……………………	48
叶文基	……………………	42	张昌烈	……………………	83
叶熙铎	……………………	87	张凤诏	……………………	35
叶熙钧	……………………	87	张 杲	……………………	11
叶馨谷	……………………	87	张根桂	……………………	118
叶学棣	……………………	79	张观澜	……………………	71
叶尧士	……………………	72	张 横	……………………	14
叶正芳	……………………	64	张 挥	……………………	11
叶支镛	……………………	84	张寄凡	……………………	121
叶志道	……………………	64	张 节	……………………	67
叶志诜	……………………	68	张景余	……………………	83
叶紫帆	……………………	49	张 夔	……………………	105
殷安涛	……………………	93	张 扩	……………………	10
殷扶伤	……………………	127	张师孟	……………………	11
殷巨宾	……………………	121	张守仁	……………………	35
殷世春	……………………	92	张思敏	……………………	67
殷嗣升	……………………	92	张颂山	……………………	120

张遂辰	44	郑　宁	20
张文健	92	郑尚书	14
张彦仁	11	郑时庄	30
张肇殷	65	郑为左	58
张政鸿	26	郑渭占	106
张志宏	83	郑永柏	60
张子襄	63	郑于蕃	58
赵必诚	14	郑于丰	58
郑　麈	60	郑　泽	43
郑承海	60	郑钟寿	59
郑承瀚	59	郑钟蔚	51
郑承洛	59	郑仲实	42
郑承湘	60	郑重光	51
郑　晟	55	志　满	9
郑赤山	38	周骏甫	110
郑次仲	109	周太平	96
郑大樽	59	周咸山	112
郑宏绩	60	周于藩	39
郑景岐	124	周云章	63
郑　靖	99	周灶鳌	96
郑康宸	56	周子余	99
郑立传	75	朱本中	47
郑　麟	60	朱崇正	20
郑　枚	51	朱　升	16
郑梅涧	59	朱翼中	10
郑墨西	107		

主要参考书目

1. 歙县志编委会. 歙县志［M］. 北京：中华书局，1995.

2. 王乐匋. 新安医籍考［M］. 合肥：安徽科学技术出版社，1999.

3. 歙县丛书编委会. 中国历史文化名城：歙县［M］. 合肥：黄山书社，2000.

4. 张玉才. 徽州文化全书：新安医学［M］. 合肥：安徽人民出版社，2005.

5. 戴延明，程尚宽. 新安名族志［M］. 合肥：黄山书社，2007.

6. 万正中. 徽州人物志［M］. 合肥：黄山书社，2008.

7. 歙县地方志编委会. 歙县志［M］. 合肥：黄山书社，2012.

8. 安徽优秀传统文化丛书编委会. 徽州文化十讲［M］. 合肥：安徽大学出版社，2015.

9. 王键. 新安医学流派研究［M］. 北京：人民卫生出版社，2016.

10. 歙县科学技术协会，歙县老科技工作者协会. 歙县历史科技人物荟集［M］. 合肥：安徽科学技术出版社，2019.

11. 张贵才. 新安医学通论［M］. 合肥：安徽科学技术出版社，2019.

12. 张贵才. 新安医学名医世家传承［M］. 合肥：安徽科学技术出版社，2019.

13. 储全根. 新安医家学术思想与临床经验研究［M］. 北京：人民卫生出版社，2021.

14. 黄辉. 安徽非物质文化遗产丛书传统医药卷：新安医学［M］. 合肥：安徽科学技术出版社，2023.